SIN PREVIO AVISO…Cómo sobrevivir un ataque cardíaco

SAMEER MEHTA MD

Este libro está dedicado a los miembros de la Fundación Lumen, quienes
con gran esfuerzo, han hecho posible este logro.

ÍNDICE

PREFACIO

Es un honor realizar la introducción a esta obra "Sin Previo Aviso… Cómo sobrevivir un ataque cardíaco". Lo invito a dedicar 4 horas a disfrutar esta obra, comprender su contenido y así tener el conocimiento para poder sobrevivir a un infarto. Si decide ignorar el contenido de este libro, aténgase a las consecuencias.

Conozco a Sameer desde el año 1989, para el momento éramos colegas en en el Miami Heart Institute, y desde entonces ha sido un Cardiólogo Intervencionista apasionado en su arte. Con el paso del tiempo he sido testigo de su desarrollo profesional y sus contribuciones académicas. Gracias a su trabajo y su pasión, el manejo de infartos con elevación del segmento ST (STEMI) se ha desarrollado como una subespecialidad derivada de la cardiología intervencionista. La mayoría de los cardiólogos intervencionistas realiza en promedio 11 intervenciones de este tipo en un año; Sameer quien ha dedicado su trayectoria únicamente a estas intervenciones, realiza 200 por año. Es casi imposible que otro cardiólogo logre realizar tantos procedimientos en el manejo de STEMI, ya que para esto hay que estar disponible las 24 horas, debe acudir lo más rápido posible al hospital, en pocas palabras se tiene que dedicar su vida exclusivamente a esto y Sameer por los momentos, es el único intervencionista que se ha entregado de esta manera a la profesión, realizando grandes sacrificios personales y familiares.

Es impresionante el compromiso que ha tenido Sameer para desarrollar estrategias y protocolos globales. Su labor ha desarrollado programas especializados en manejo de infarto en 30 países, con 20 años de experiencia como organizador de una conferencia internacional dedicada exclusivamente a la discusión de avances y protocolos para el manejo de infartos con elevación del segmento ST. Su trabajo y dedicación lo han llevado a Latinoamérica, donde su programa de Telemedicina LATIN brinda atención especializada a más de 100 millones de pacientes.

Al lector le aseguro que esta obra comprende años de experiencia con consejos prácticos para prevenir y actuar adecuadamente si usted o algún familiar presenta un infarto. Los avances modernos en angioplastia mejoran la calidad de vida de la mayoría de los pacientes, pero el reconocimiento temprano de los síntomas sigue siendo primordial y necesario para que el manejo del paciente sea el más eficiente. La esencia de este libro está en resaltar el rol del paciente en el reconocimiento de los síntomas del infarto. De manera clara el libro explica los síntomas que pueden presentarse y qué pasos debe tomar el paciente para mejorar sus probabilidades de sobrevida. Adquirir este conocimiento es una herramienta invaluable que puede salvar su vida y la de sus familiares. Mi capítulo favorito describe el manejo y la presentación de un infarto en las personas mayores. Mi principal preocupación son mis familiares que son adultos mayores, requieren de nuestra atención y cuidados. Gracias a esta obra he podido prepararme con precaución en caso de que alguno de mis familiares presente un infarto.

En la sección de prevención se especifican los cambios de vida hacia una rutina más saludable, herramienta fundamental para prevenir un infarto. Ésta es mi área de trabajo, a lo que he dedicado mi vida y en base a lo cual he desarrollado mi popular dieta conocida como la Dieta South Beach.

Lea este libro por usted, tome la oportunidad de estar preparado para sobrevivir a un infarto.

Arthur Agatson, MD
Miami Beach, Florida

PRÓLOGO

Dondequiera que el arte de la medicina es amado, también hay un amor por la humanidad.

Hipócrates

Ha sido una notable carrera de casi dos décadas realizando el procedimiento de angioplastia, el cual aborda el ataque cardíaco, también conocido como Infarto de Miocardio. A lo largo de este viaje, he tratado a casi 3,000 pacientes cardíacos, acumulando importantes y numerosas lecciones, las cuales permiten ayudar a las personas a comprender mejor la situación. Escribir este libro en español, tiene como propósito buscar la ayuda de los pacientes para que podamos trabajar juntos y salvar sus vidas. La metodología de este libro es directa y relativamente simple. He seleccionado diez historias de pacientes, explicando las circunstancias en las que sufrieron un ataque cardíaco, y cuáles fueron los resultados de las angioplastias. Lo más importante no sería la historia del paciente, sino la lección que podemos extraer de cada caso, es invaluable cuando se trata de educar a las personas en riesgo. Todos los pacientes expuestos en este libro son casos de la vida real, a los que pude tratar siempre con la angioplastia, y en algunas ocasiones, solo con modificación de factores de riesgo.

Los avances que la angioplastia ha hecho en el tratamiento de los ataques cardíacos, han sido poderosos y revolucionarios. Hace muchos años, los ataques al corazón se trataban simplemente con oxígeno y medicamentos para aliviar el dolor del paciente. Luego vino la Unidad de Cuidados Intensivos, permitiendo un manejo más vigoroso con el uso de otras drogas. Los cambios masivos en el tratamiento definitivo se produjeron en 1984, cuando comenzamos a usar medicamentos conocidos como "destructores de coágulos" o terapia trombolítica, para tratar los vasos sanguíneos obstruidos. Este tipo de terapia elimina el coágulo de sangre causante del infarto. Son drogas absolutamente mágicas, e hicieron la gran diferencia en los pacientes que sufrieron un ataque cardíaco. En 1986, o poco después, se realizaron los primeros intentos de angioplastia con balón, permitiendo abrir la arteria ocluida. Desde el principio, fue obvio que este tipo de procedimiento era extraordinario, pudiendo demostrar mejores resultados de manera inequívoca y con evidente superioridad de técnica.

Desafortunadamente, la angioplastia solo puede ser realizada por personas calificadas, en instituciones que cuentan con un laboratorio de cateterismo cardíaco que funcione las 24 horas del día. Esta es una limitación importante, no solo en los países en desarrollo, sino también en los países más avanzados. En particular, es la falta de disponibilidad de personal capacitado en todo momento del día y la noche, lo que impide un tratamiento exitoso. Debido a esta limitación, el tratamiento médico basado en la terapia trombolítica es la solución a numerosos casos alrededor del mundo. La evidencia aportada por los Estados Unidos y algunos países de Europa, demuestran la vasta superioridad de la angioplastia sobre la terapia trombolítica, haciendo de ésta, el procedimiento de primera elección.

Los avances en los Estados Unidos no solo han reducido la mortalidad y la morbilidad de los ataques cardíacos a un número históricamente bajo. Esto también ha contribuido a ahorrar millones de dólares, debido a la restauración del músculo cardíaco con menor cantidad de medicamentos y estancia hospitalaria. La angioplastia permite el regreso de un paciente a un estado normal o casi normal. Este procedimiento no solo contribuye a salvar la vida del paciente, sino también ayuda a reducir la discapacidad de esta temida enfermedad.

Para realizar una angioplastia, también llamada angioplastia primaria, en un paciente con ataque al corazón, la persona debe llegar al hospital apropiado, el cual debe contar con la disponibilidad de recursos adecuados y un equipo de trabajo eficiente. El procedimiento se puede dividir en lo ocurrido en el hospital o la intervención per se. Con frecuencia, una de las principales limitaciones de este trabajo, es el tiempo que tarda el individuo en buscar ayuda. La persona puede sentirse bien luego del infarto, a pesar de que el daño al músculo cardíaco sea irreversible.

Ahora contamos con un sistema de primera clase, este implementa la coordinación perfecta entre los servicios de ambulancia, la sala de emergencias, el laboratorio de cateterización, y al cardiólogo intervencionista, siendo esta mi profesión. Mejor que esto, en casi todos los hospitales del país, se pone en práctica un plan inmediato y no se escatima ninguna acción para salvar la vida de un paciente. No obstante, es importante comprender que el daño producido al músculo cardíaco, no inicia cuando el paciente llega al hospital. Este deterioro comienza desde el instante que el paciente empieza a tener dolor en el pecho. En el momento que los síntomas empeoran o el dolor se vuelve insoportable, es cuando el paciente busca ayuda por medio del sistema de ambulancia, para ser transportado al hospital. En esta etapa, se establece un servicio excepcional, el cual permite remover el coágulo de la arteria obstruida. Sin embargo, el daño en el músculo ya ha ocurrido, y a menudo, los esfuerzos milagrosos del equipo de angioplastia se desperdician, debido a que el paciente busca ayuda muy tarde. Esta es verdaderamente la esencia del libro y el propósito de escribir este manuscrito, donde los pacientes puedan reconocer los síntomas de un ataque cardíaco, y así, poder buscar ayuda de manera inmediata. Una vez que esto ocurra, sucederá la alineación perfecta de recursos disponibles, permitiendo que la arteria afectada pueda ser reparada rápidamente. Por el contrario, cuando el paciente no está claro acerca de los síntomas, hay un retraso en el tratamiento.

El propósito implícito del libro, es ayudar al lector a comprender los recursos disponibles en la actualidad para tratar esta enfermedad letal, y de esta manera, poder reconocer sus síntomas y trabajar junto con los médicos, en equipo, para recibir el tratamiento lo más pronto posible.

Espero estas historias de casos reales y recomendaciones, sean útiles para usted. Este libro es un ejercicio importante que me permite avanzar en mi misión de salvar vidas por ataques cardíacos. Durante los últimos años, he reconocido que sin educación, ningún procedimiento por excelente que sea, puede ser tan efectivo como para beneficiar al máximo al paciente. Es realmente necesario que el paciente forme parte del equipo, y reconozca sus síntomas al inicio del ataque cardíaco. Este libro hará todo lo posible en educar al paciente para que pueda recibir el mejor resultado de la angioplastia primaria.

Previamente he publicado un libro similar en inglés. Sin embargo, esta versión cuenta con una mejora significativa. Se ha simplificado el lenguaje de manera que sea más fácil para el lector comprender y entender el dolor. Se podrán apreciar varias ilustraciones que harán esta tarea más sencilla. Y más allá de esto, creo que la experiencia de un segundo libro, me permite aclarar aún más mi mensaje, y así explicar la ruta de cómo se puede salvar la vida de un ataque al corazón.

Preparado por nosotros con mucho esfuerzo, se pudo escribir esta versión del libro en español "Preparing for your heart attack and surviving it". Estoy particularmente agradecido con los investigadores que actualmente trabajan con la Fundación Lumen, compañeros honestos y trabajadores, muchos de ellos Venezolanos, quienes me han animado a continuar escribiendo. Esperemos que este recurso en el idioma Español, ayude a la población latina, no solo en Miami y en los Estados Unidos, sino en el mundo entero, para transmitir el importante mensaje de este libro.

CAPÍTULO 1 - UN CUENTO DE DOS CIUDADES

Aprende del ayer, vive para hoy, anhela el mañana.
Lo importante es nunca dejar de cuestionar.
Albert Einstein

Era la 1 de la mañana, cuando recibí una llamada de la sala de emergencias del hospital. En este hospital había realizado múltiples angioplastias. El médico de guardia fue absolutamente claro describiendo a este paciente: Juan Martínez, 46 años de edad, presentaba dolor severo en el centro del pecho, tipo opresivo, el cual había iniciado hace una hora. Su electrocardiograma (ECG) había sido enviado a mi teléfono celular, este demostraba un infarto de miocardio con elevación del segmento ST. Este tipo de ataque cardíaco es la forma más severa.

Como de costumbre, estuve en mi carro en menos de 2 minutos. Tenía puesto mi uniforme, solo necesitaba lavarme la cara y peinarme deprisa. Sin tráfico, el hospital estaba a unos 20 minutos. A esa hora de la noche, imaginé que tomaría menos de 15 minutos. Por supuesto, como también se ha convertido en parte de mi rutina, manejaba a exceso de velocidad. La razón de esto fue muy clara para mí, cada minuto cuenta mientras un paciente sufre un ataque al corazón. En ese momento solo pensaba en abrir rápidamente la arteria obstruida que estaba causando el infarto, y así poder evitar mayor daño.

Estaba seguro de que este mismo pensamiento estaba en la mente de mi equipo de guardia, ellos también habían saltado de su cama, saliendo de sus casas lo más pronto posible. Esto incluía dos técnicos y dos enfermeras. Un equipo de cinco personas se apresuraba a la 1 de la mañana para ahorrar unos valiosos minutos al tratar a un paciente con un ataque cardíaco.

Cuando solo habían transcurrido menos de 5 minutos al volante, y me encontraba en la I-95, recibí una segunda llamada por parte del médico de la sala de emergencias, el doctor Jacobsen. Esta vez se escuchaba pánico en su voz. El paciente había sufrido un paro cardíaco. Afortunadamente, fue reanimado con una descarga eléctrica aplicada directamente a su pecho. Le indiqué al doctor Jacobsen que administrara ciertos medicamentos, para prevenir trastornos del ritmo cardíaco que podrían repetir el episodio previo. Adicional a esto, que comenzara la transferencia del paciente al laboratorio de cateterización cardíaca. Para esto, sugerí utilizar los servicios del médico intensivista, en caso de que se presentara otra emergencia.

Continuaba manejando rápidamente. Solo pensaba en cómo manejaría a este paciente y cuáles serían los desafíos que enfrentaría durante la intervención. Esto incluía un análisis de cual arteria trataría y qué equipo utilizaría. Según el ECG, era evidente que, de las tres arterias coronarias principales, el vaso afectado era la arteria coronaria descendente anterior, conocida como "el fabricante de viudas". Mi personal había sido entrenado de manera eficaz para preparar el equipo a utilizar durante la angioplastia. Una vez más, el esfuerzo y la capacitación que mantenemos es vital para ahorrar cada minuto. Habiendo realizado dichos procedimientos por más de 15 años, esto era parte de la rutina. Sin embargo, ocurrió algo inesperado, hubo un cierre de dos carriles en la autopista, lo cual retrasó mi llegada al hospital.

En ese momento, recibí otra llamada de la sala de emergencias. Había ingresado otro paciente con diagnóstico de infarto, un hombre de 67 años, Nicolás Jiménez. Mi nuevo desafío sería echar un vistazo al ECG mientras aceleraba. Realicé esta maniobra, poniendo en peligro mi propia seguridad con esta decisión tan imprudente. Con solo una mirada, confirmé que este paciente estaba padeciendo un ataque cardiaco. También, corroboré que la arteria ocluida era exactamente la misma del Sr. Juan Martínez, la arteria coronaria descendente anterior izquierda.

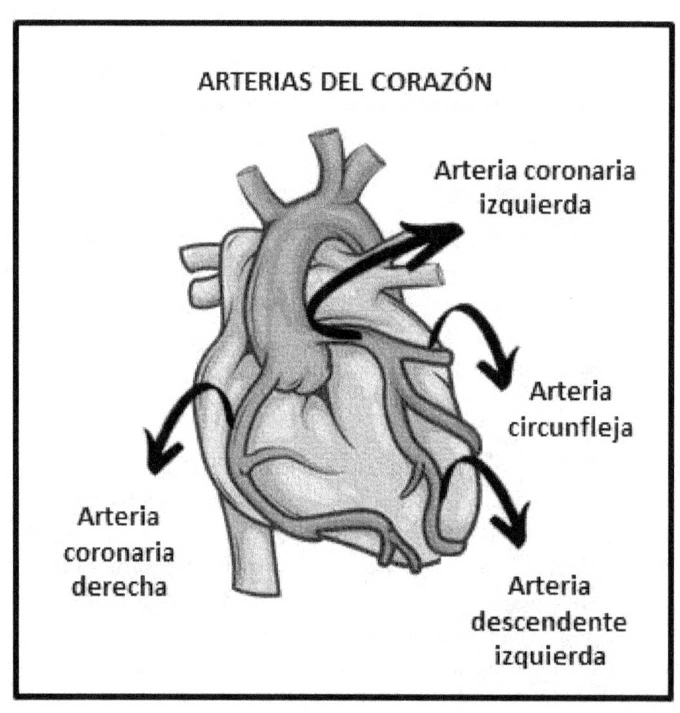

Tener dos pacientes simultáneos con infarto de miocardio durante el día era sencillo de manejar. Cuando esto ocurría, se separaba el equipo y se utilizaban dos quirófanos. Además, se contaba con el apoyo de otro cardiólogo intervencionista. No obstante, durante el turno de la noche, yo era el único cardiólogo de guardia que podía realizar el procedimiento de angioplastia para dichos pacientes. Aunque sonaba trágico, afortunadamente, mi grupo había estado bajo estas condiciones en repetidas ocasiones. Por supuesto, existía la posibilidad de tratarlos con medicamentos trombolíticos (destructores de coágulos). Aunque, en mi mente nunca fue la primera opción. El desafío que enfrentaríamos mi equipo y yo continuaba siendo atender a ambos pacientes, tan rápido y eficazmente como pudiéramos hacerlo.

La próxima decisión que debía tomar era, ¿qué paciente necesitaba ser atendido primero? ¿Juan Martínez, quien había sufrido un paro cardíaco, ó Nicolás Jiménez, paciente de edad avanzada? La respuesta fue Juan Martínez. Por lo tanto, seguí con mi recomendación anterior y le pedí al doctor Jacobsen que autorizara la transferencia del Sr. Martínez al laboratorio cardiovascular. Mi siguiente llamada, una vez más mientras conducía, fue una conversación extremadamente breve con la jefe de enfermería. Solicitando el despliegue de personal adicional, para transportar al segundo paciente al laboratorio de cateterización. Además, ella necesitaba comenzar a organizar las camas en cuidados intensivos.

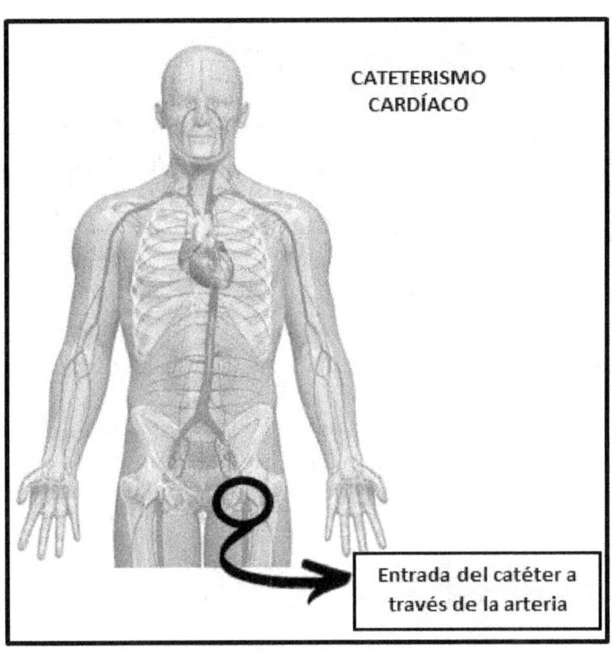

Finalmente pude llegar al hospital, para luego dirigirme rápidamente a realizar la angioplastia del Sr. Martínez como había decidido antes, la cual afortunadamente fue sencilla. Este es un procedimiento bastante estándar, el cual se inicia obteniendo acceso a una arteria ubicada en la ingle, conocida como la arteria femoral. Luego se introduce un catéter, el cual se manipula para llegar a la arteria principal del cuerpo, la aorta. Avanzando por la aorta, se puede apreciar la arteria coronaria izquierda, para luego inyectar el medio de contraste, demostrando así, una oclusión de la arteria descendente anterior izquierda. Como parte del protocolo, se utiliza un alambre fino conocido como alambre guía. Este permite introducir un catéter, y así poder aspirar el coágulo de sangre, restaurando el flujo sanguíneo de la arteria coronaria, lo que inmediatamente detiene el ataque cardíaco. La última técnica fue implantar una estructura metálica conocida como stent coronario. Esto mejoró aún más el flujo sanguíneo al corazón.

El procedimiento se completó con la "cineangiografía", método que consiste en tomar fotos evidenciando el paso del contraste a través de la arteria coronaria que se encontraba obstruida antes de la angioplastia y, evaluando la cámara de bombeo del corazón, el ventrículo izquierdo. Se retiró la vaina de acceso y el paciente fue trasladado rápidamente a la Unidad de Cuidados Intensivos (UCI).

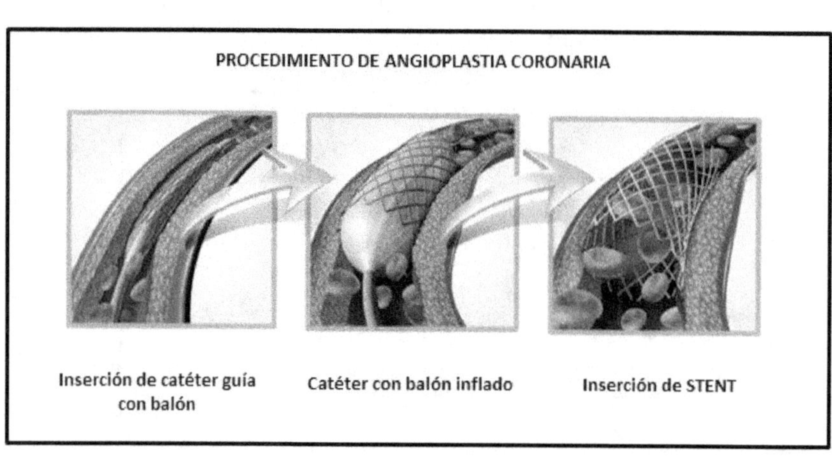

La segunda intervención, fue el Sr. Jiménez, quien técnicamente fue un poco más difícil. Se necesitaban tres catéteres diferentes para canular la arteria coronaria izquierda, ya que tenía una orientación diferente. Cruzar la arteria ocluida también fue más complicado. A pesar de ello, se obtuvo un buen resultado después de colocar el stent coronario. Y de esta manera, se pudo restablecer el flujo sanguíneo al músculo cardíaco. Él también fue transferido de inmediato a UCI.

Estudios de investigación han demostrado, cuanto más corto sea el tiempo puerta-balón, mejores serán los resultados de un paciente a corto y largo plazo. Tiempo puerta-balón se refiere al tiempo transcurrido desde que el paciente entra por la puerta de la sala de emergencias, hasta la realización del procedimiento de angioplastia. En los Estados Unidos y Europa, así como países en desarrollo, han aplicado esta metodología convirtiéndola en su práctica estándar. Esto requirió una reconstrucción completa de los hospitales, los servicios de emergencia y todo el personal involucrado en el cuidado de pacientes con ataques cardíacos. Realizar angioplastias las 24 horas del día, con tiempos puerta-balón cortos ha sido un gran desafío logístico. Se requiere una profunda dedicación de miles de enfermeras, técnicos, administradores del hospital, personal de la sala de emergencias, paramédicos y, por supuesto, cardiólogos intervencionistas. Considero que este equipo de trabajadores de la salud, son algunos de los héroes desconocidos de la cardiología en nuestra nación. Debido a que es la actividad coordinada de estas personas, lo que ha llevado a reducciones dramáticas en la mortalidad por infarto de miocardio.

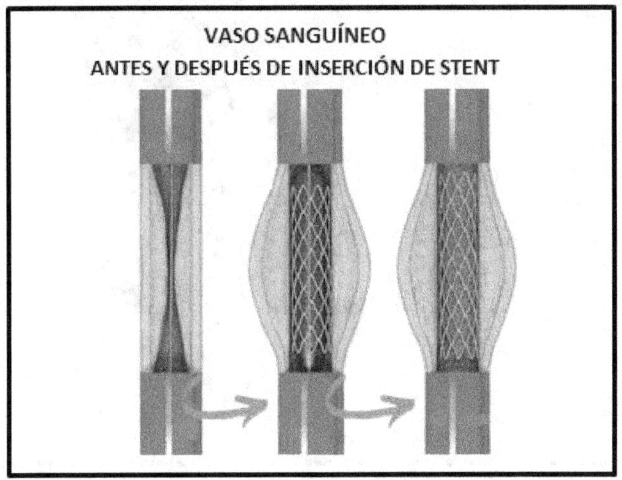

Para evaluar nuestros resultados, los pacientes tuvieron tiempos de puerta-balón de 47 y 59 minutos, respectivamente. Ambas son excelentes medidas que se siguen de manera rutinaria. El más joven de los dos pacientes, el Sr. Juan Martínez, tuvo dolor torácico por menos de 30 minutos cuando su esposa decidió buscar ayuda, llamando al 911. Su esposa, María, informó al servicio de emergencias que Juan estaba sufriendo un ataque al corazón. Fue un mensaje muy claro que describía el incidente como un infarto. Al comunicarme con María, me comentó no haber tenido ninguna duda acerca de lo que presentaba su esposo. Ella era costurera, graduada de bachiller en su país natal, México. Me sorprendió bastante su claridad de pensamiento y cómo pudo determinar que su esposo estaba teniendo un ataque cardíaco. Le pregunté sobre esto y ella dijo: "¿Qué otra cosa podría ser doctor? El dolor era tan fuerte que esa era la única opción". Su esposo estaba tan asustado para estar en desacuerdo, que aceptó llamar al servicio de emergencias. Desde el momento en que realizaron la llamada al 911, la ambulancia tardó 6 minutos en llegar al humilde apartamento en Hialeah. Se realizó un ECG, el cual se transmitió a la sala de emergencias, al médico de guardia, el doctor Jacobsen, que luego se comunicó conmigo. Como parte del protocolo, el paciente había comenzado con algunos medicamentos. Sin embargo, su atención de rutina se vio interrumpida por la presentación del paro cardíaco. Afortunadamente, pudo ser reanimado con bastante facilidad.

El Sr. Juan Martínez recuperó el flujo sanguíneo a través de la arteria ocluida, llevando así, al cese inmediato de su ataque cardíaco. La función ventricular izquierda era normal, lo cual predice su pronóstico a largo plazo.

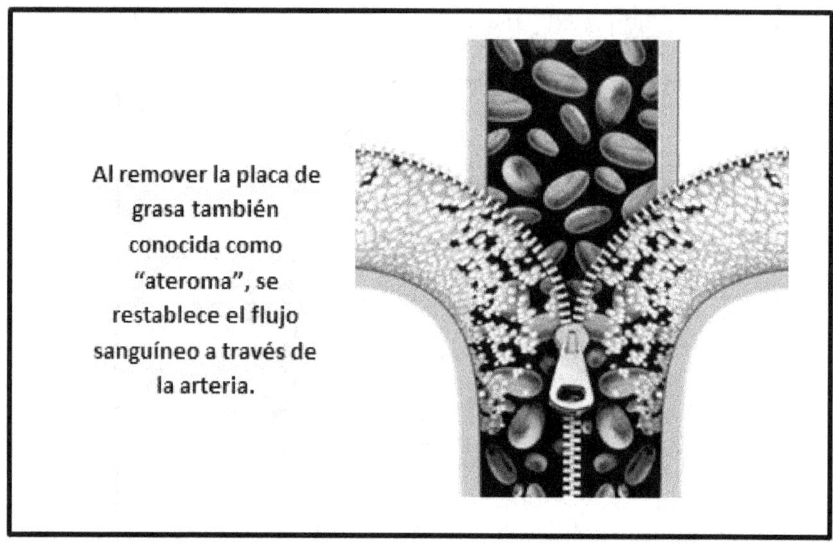

El Sr. Nicolás Jiménez fue totalmente diferente. Aunque empezó a presentar dolor torácico más intenso aproximadamente 2 horas antes de su llamada al 911, el mencionó que el dolor había iniciado hace casi dos días. El dolor era constante, a veces más severo. Nicolás lo descartó como una posible indigestión, tomándose una dosis de Mylanta, lo cual produjo un alivio parcial del dolor, continuando con su vida cotidiana. Jiménez era administrador de una oficina de ventas. A lo largo de las 36 a 48 horas previas a su presentación en la sala de emergencias, él continuó sintiendo dolor, por supuesto, los síntomas se volvieron extremadamente graves 2 horas antes de acudir al departamento de emergencias.

En este caso, una vez más, la persona más prudente fue la esposa, Ana, quien casi obligó al paciente a buscar ayuda. Ana, me explicó que su esposo quería manejar al hospital y que solo después de gran insistencia, accedió a llamar a la ambulancia. En la sala de emergencias, el paciente tuvo una estancia sin complicaciones. Lo transfirieron rápidamente después de realizar la primera cirugía. Como se explicó anteriormente, este paciente también tuvo una angioplastia sin inconvenientes. Se abrió la arteria coronaria descendente anterior izquierda y se detuvo el ataque cardiaco.

Sin embargo, hubo una diferencia importante en este caso. A pesar de haber restaurado el flujo sanguíneo en la arteria ocluida, su músculo cardiaco había sufrido daños severos. Estaba menos convencido de que el Sr. Jiménez tendría tan buen pronóstico como el primer caso.

Lo más importante de este capítulo, es poder entender la diferencia de estos dos casos. Ambos tuvieron una angioplastia exitosa de las arterias coronarias ocluidas. El paciente más joven, el Sr. Juan Martínez, tuvo un ataque cardíaco más severo, con una complicación potencialmente letal, un paro cardíaco. Este recibió el alta hospitalaria sin inconvenientes. Dos años más tarde, continúa muy bien de salud. Él juega fútbol regularmente y la pareja fue bendecida con un segundo hijo. La familia Martínez también compró un nuevo hogar. Recientemente se fueron de vacaciones a Acapulco, en su país natal, México. De un ataque al corazón que podría haberlo matado, el Sr. Martínez no tiene cicatrices permanentes en su músculo cardiaco. Es posible afirmar que debería poder tener un excelente pronóstico a largo plazo, además de una vida física saludable y activa.

Por otra parte, la historia del Sr. Nicolás Jiménez es completamente diferente. Su curso en el hospital fue complicado y prolongado a pesar de una angioplastia exitosa de la arteria coronaria descendente anterior izquierda. Permaneció una semana en la Unidad de Cuidados Intensivos (UCI) y otra semana en el piso de cardiología, donde su recuperación fue lenta y difícil. El Sr. Jiménez comenzó a presentar las manifestaciones tempranas de insuficiencia cardíaca debido al daño en su músculo cardíaco. Fue dado de alta con 7 medicamentos para tratar la insuficiencia cardíaca y otras complicaciones. Ha tenido problemas para mantener un nivel razonable de actividad física. Regresar al trabajo fue difícil y continúa siendo un desafío. El sexo, está totalmente fuera de la ecuación. Ha requerido tres reingresos al hospital por síntomas de insuficiencia cardíaca. Y su pronóstico a largo plazo, no es favorable. El daño al músculo cardíaco a pesar de la angioplastia exitosa, está cobrando su precio.

Si el lector es capaz de aprender las lecciones importantes de estos dos pacientes, "Un cuento de dos ciudades", mi propósito al escribir este libro, se ha cumplido. Intentemos comprender exactamente las lecciones que surgen de la presentación de estos dos pacientes, el Sr. Juan Martínez y el Sr. Nicolás Jiménez. Ambos sufrieron un ataque al corazón. Los dos gozaron de un cese exitoso y sorprendente de sus ataques cardíacos con el procedimiento de angioplastia. Ambos tuvieron excelente tiempo puerta-balón. Esto se logró con la ayuda de un personal dedicado y organizado. Se requería una coordinación perfecta entre los paramédicos, la sala de emergencias y el personal del laboratorio cardiovascular. Puedo tomar un pequeño crédito por realizar estos elegantes procedimientos con poco tiempo puerta-balón, en una situación crítica de dos pacientes simultáneos que se presentaron en la noche con un ataque al corazón. Los dos tuvieron la colocación de un stent coronario. En general, tanto el Sr. Martínez como el Sr. Jiménez, tuvieron un excelente tratamiento del ataque cardíaco y deberían haber tenido buenos resultados a corto y largo plazo.

A pesar de ello, como se ha descrito anteriormente, sus resultados fueron totalmente distintos. El más joven de los dos, el Sr. Martínez, quien sufrió un infarto de miocardio complicado con paro cardíaco casi fatal, sigue teniendo un buen desempeño. Sin embargo, ese no fue el caso con el segundo paciente, el Sr. Jiménez; aun cuando ambos recibieron el mismo procedimiento. ¿Por qué tanta diferencia? La verdadera y única diferencia significativa en estas dos personas fue la rapidez en buscar atención, este es el mensaje real de este capítulo. El daño al músculo cardíaco comienza inmediatamente cuando el paciente tiene síntomas. En esos momentos, la arteria que suministra sangre al músculo cardíaco está ocluida. Cada minuto, el daño al músculo continúa y después de unos instantes, se vuelve más grave, a menudo, permanente.

La tarea más importante en nuestro sistema de atención médica, es limitar el daño al músculo cardíaco luego del infarto de miocardio. Esta es la razón por la que se han creado equipos y redes dedicados a atender inmediatamente el ataque cardíaco. Usted puede notarlo fácilmente al analizar el cuidado que recibieron estos pacientes. Entonces, ¿Por qué hubo tal desigualdad?, ¿Cómo puede evitarlo el lector? Lo que marca la diferencia es el reconocimiento de los síntomas de un ataque cardíaco y la rapidez en que se busca la ayuda. No tiene mayor relevancia que el personal especializado trabaje extremadamente duro para lograr el tiempo puerta-balón ideal para salvar vidas, sí el propio paciente tiene síntomas de dolor torácico y no busca ayuda al momento. En el caso del primer paciente, fue menos de 30 minutos desde que iniciaron los síntomas hasta que llamó al 911. Para el segundo paciente fue casi 2 días. ¿A qué grupo crees pertenecer en estos momentos? ¿De qué grupo te gustaría formar parte?

Es tan fácil comprender la importancia de que los pacientes reconozcan los síntomas, que es igual de fácil ver cómo los resultados de estos pacientes son dramáticamente diferentes. Usted comienza el tratamiento al reconocer sus síntomas y buscar atención inmediata. Esto ayuda a su propio manejo y los resultados de una enfermedad tan fatal. Realmente es tan simple como eso. ¿Quieres sobrevivir a un ataque al corazón? Comience el proceso correctamente, reconociendo sus síntomas y llamando al 911. Este es el propósito del libro. Lea cuidadosamente lo que pasó con los dos pacientes. El primero fue inteligente y reconoció los síntomas; el segundo cometió un error. La diferencia está ahora en la calidad de vida. El paciente que reconoció los síntomas a tiempo puede esperar vivir una vida completamente saludable; mientras el paciente que ignoró los síntomas ahora sufrirá un deterioro significativo de por vida, además, enfrenta un aumento sustancial en las posibilidades de muerte por complicaciones del ataque cardíaco.

Te preguntarás, ¿por qué pasa esto?, ¿por qué los pacientes ignoran sus síntomas?, ¿es realmente tan difícil identificar los síntomas?, ¿cómo me puede ayudar este libro a identificarlos y hacer que el paciente sea más inteligente?

El dolor en el pecho se produce por diversas razones. Esto puede ser por ansiedad, dolor muscular de la pared torácica, por enfermedad pulmonar, indigestión o por muchas otras causas. Es importante diferenciar el dolor torácico que proviene de un ataque cardíaco. Uno de los aspectos críticos para esto, es el concepto de factores de riesgo relacionados a enfermedad coronaria, ya que se puede estar más propenso a tener un ataque cardíaco.

Existen numerosos factores de riesgo y cuatro de ellos se conocen como factores de riesgo principales. Estos incluyen: presión arterial alta o hipertensión, diabetes mellitus, fumar y grasas elevadas en la sangre; a este último también se le puede llamar colesterol elevado o lípidos elevados. Estos factores de riesgo principales predisponen a un paciente a sufrir un ataque cardíaco. Además de estos, existen otros factores como la edad, el sexo, los antecedentes familiares y el efecto de la contaminación. Concentrémonos en los principales factores de riesgo. Si usted tiene dos o más factores de riesgo principales, entonces está propenso a sufrir un infarto de miocardio.

El mensaje a mis lectores es bastante simple. ¿Cómo diferenciar si el dolor en el pecho es un ataque al corazón? Simplemente debe comprender si está predispuesto a sufrir del mismo. Por lo tanto, un paciente con dos factores de riesgo más dolor en el pecho, es propenso a tener un ataque cardiaco. Por otro lado, un paciente sin factores de riesgo y dolor en el pecho probablemente no esté teniendo un ataque al corazón. Las posibilidades de un ataque cardíaco son extremadamente bajas al no tener ningún factor de riesgo.

Una manera simple de proceder es, en primer lugar, identificar si usted tiene algún factor de riesgo relacionado a la enfermedad arterial coronaria. Verificando si tiene presión arterial alta, diabetes, es fumador o tiene el colesterol alto. Si tiene dos de estos, está predispuesto a sufrir un ataque cardíaco. Si llega a tener dolor en el pecho y estos factores de riesgo, es hora de que llame al 911. No arriesgue su vida, no entre en negación. Lo más probable es que el dolor en el pecho sea un ataque al corazón. Aprenda la lección de cómo podría salvar su vida, al igual que el Sr. Martínez. No desea terminar como el segundo paciente, el Sr. Jiménez, el cual tuvo problemas con su músculo cardíaco debido al tiempo perdido en pedir ayuda.

Lista de Verificación

1. Identifica los principales factores de riesgo cardiovascular:
☐ ¿Hipertensión?
☐ ¿Fumador?
☐ ¿Diabetes mellitus?
☐ ¿Niveles de colesterol alto?

☐ 2. Factores riesgos para enfermedad coronaria (sexo masculino, edad avanzada, estrés, historia familiar de infarto)

☐ 3. ¿Tienes más de 2 factores de riesgo principales?

☐ 4. Dolor torácico/retroesternal + factores de riesgo cardiovascular

☐ 5. Tome una aspirina y llame inmediatamente al 911 si piensa que está sufriendo de un ataque cardiaco

Probablemente haya realizado más angioplastias que cualquier otra persona en el mundo. No digo esto para impresionar, sino con la finalidad de compartir con ustedes la experiencia que he adquirido, al tener el privilegio de ayudar a salvar la vida de personas después de un ataque al corazón. Uno de los denominadores comunes es que la mayoría de los pacientes creen no estar sufriendo un infarto. Esto, además de la negación que ocurre cuando se está sufriendo un ataque cardíaco, hace que la situación sea extremadamente desafiante para el médico. El mensaje es realmente sencillo. No caiga en la trampa de la negación. No juegue con su vida. Si cree tener factores de riesgo, lo más probable es que su dolor en el pecho sea un ataque al corazón. Es mejor estar seguro, que lamentarlo. Llame al 911, y el equipo de respuesta le realizará un ECG y tomará las medidas necesarias. Si sospecha que tiene un ataque cardíaco y busca ayuda al momento, entonces es posible que pueda salvar su vida, y así evitar una insuficiencia cardíaca. En el peor de los casos, si cree que sus síntomas no se debieron a un ataque cardíaco, es probable que regrese a su vida normal a la mañana siguiente. Por lo tanto, el mensaje simple en este libro es evitar que usted siga el camino del señor Jiménez, y en su lugar, siga la pista que está claramente ejemplificada por el Sr. Martínez. Reconozca que sus síntomas, son la mejor manera de ayudar a un médico a salvar su vida de un ataque al corazón.

CAPÍTULO 2. MARÍA

María se levanta todos los días a las 5:30 am. Inicia su mañana, disfrutando una taza de café. Generalmente, estos eran los únicos minutos de tranquilidad en sus días agitados. Luego debe cocinar el almuerzo de su suegra, Mercedes, de 87 años quien vivía bajo su cuidado. Al mismo tiempo, preparaba los sándwiches para sus hijos y para ella.

A las 6:45 am, despertaba a Natalie, su hija mayor, de 17 años. A las 7:00 am a Mateo, su hijo menor, de 14 años. Actualmente ambos cursaban la secundaria. Por supuesto, cada mañana consistía en una constante, rápida y ajetreada verificación, de que los dos tuvieran lo necesario para el colegio; a su vez, tratando de mantener el orden de su casa. A las 7:40 am, María dejaba a los niños en la escuela.

A pesar de la ayuda de Carlos, en su casa siempre había cosas por hacer. Para María era necesario realizar todo con precisión y velocidad. Siempre al pendiente de que cada detalle no escapara de su mirada. Ella cargaba con el mayor peso de las responsabilidades. La mayor obligación de María, era ocuparse del cuidado de su suegra, quien estaba enferma. Recibía atención por parte de una enfermera y un terapeuta, por lo cual era importante dejar todo limpio y organizado antes de que llegara el personal encargado del cuidado de Mercedes. Además, ella debía verificar diariamente los 4 medicamentos de Mercedes y asegurarse de ubicarla en su sillón preferido. María también tenía una vida profesional, trabajaba de supervisora en una compañía de teléfonos. Su vida laboral era igual de estresante a su vida en el hogar.

María, por alguna razón, esa mañana había despertado más cansada de lo normal. Tenía un mareo inusual al levantarse de la cama, pero no había tenido tiempo de poder reflexionar, ignorando lo que estaba sintiendo. Sin embargo, cuando estaba organizando los medicamentos de Mercedes, empezó a sentir una extraña sensación de dolor en su brazo izquierdo, rápidamente, se lo atribuyó al exceso de peso de unas bolsas que había cargado la noche anterior. Nuevamente, no le dio importancia y continuó su mañana. María despidió a sus hijos en el colegio con un beso, a su vez, sintiendo una leve opresión en el pecho. Esto era inusual para ella, pero no tuvo tiempo de contemplar sus síntomas. Continuó ignorándolo, ya que su día fue más caótico, desde el momento que entró a la oficina. Los teléfonos sonaban, quejas de clientes y un ambiente hostil. Ella solo respiró y empezó a trabajar; calmando a los clientes, respondió varias llamadas e incluso cerró un trato con un cliente importante.

Claramente algo no se encontraba bien, tenía náuseas significativas, mareos y un marcado e intenso dolor en el brazo izquierdo y en el pecho. Llamó a Carlos, pero obtuvo su correo de voz. Luego llamó a Fernando, su asistente, manifestando lo que estaba sintiendo. Fernando, llamó al Dr. Smith, intensivista. En ese momento María, se había desmayado. Al despertar, Fernando la sentó en una silla, le dió un vaso de agua y, al María sentirse mejor, la llevó a la consulta.

El Dr. Smith, un médico dedicado a sus pacientes, con más de cuatro décadas de experiencia, era capaz de resolver cualquier tipo de emergencias. Alertó a la recepcionista, dejando pasar a María directamente a la oficina. El Dr. Smith realizó una valoración clínica, pidiéndole al técnico la realización de un ECG, evidenciándose un ataque al corazón. Inmediatamente, llamó al 911, y solicitó una ambulancia. A su vez, llamó al Dr. Christopher Haynes, alertándolo de enviar al paciente al Hospital universitario y no a una pequeña unidad de urgencias. Este tipo de decisiones particulares, contribuyeron a salvar la vida de María.

Yo estaba con mis compañeros de investigación, terminando un manuscrito, cuando recibí la llamada del Dr.Haynes. Me envió el ECG, con un claro infarto de la cara inferior del miocardio. Se estimó el tiempo de llegada del paciente, 15 minutos. Se realizaron todos los preparativos para recibir a un paciente con un posible infarto al miocardio con elevación del ST. Llegué al hospital, al mismo tiempo cuando María estaba llegando en la ambulancia. No hubo necesidad de realizar otro electrocardiograma y María fue llevada directamente al laboratorio cardiovascular, sin pasar por la sala de emergencias. El procedimiento de angioplastia fue muy simple. El tiempo total del procedimiento, desde la administración de anestesia local en la ingle derecha, hasta el despliegue del stent coronario, fue de 9 minutos. María ya no tenía dolor en el pecho. Estuvo toda la noche en la Unidad de Cuidados Intensivos sin complicaciones. En la mañana siguiente, María podía moverse con facilidad, se admistró otra dosis de aspirina, estatinas y una dosis baja de betabloqueantes.

Pasaron 9 meses desde la angioplastia, María permaneció asintomática. Después de este terrible episodio, perdió 15 libras (6.8 kg). Continúa haciendo ejercicio vigorosamente, y viviendo una vida saludable. Carlos, por su parte colabora en las actividades de la casa y actualmente prepara el almuerzo para los niños y su madre.

Veamos brevemente, qué lecciones se pueden aprender del interesante caso de María. El ataque cardíaco en las mujeres es totalmente diferente al ataque cardíaco en los hombres.

Antes de empezar, y ayudar al lector sobre las diferencias entre la presentación clínica de un ataque al corazón entre hombres y mujeres; quiero enfatizar, la mayoría de las personas saben que los ataques cardíacos, son los mayores asesinos para los hombres. Sin embargo, también son el asesino número uno en las mujeres, algo que todavía no es universalmente conocido. La comprensión de los factores de riesgo en las mujeres, su presentación clínica y resultados, en comparación a los hombres, son aspectos importantes que, por cualquier motivo, no han sido bien entendidos por el paciente.

Cada año el número de mujeres víctimas de ataques al corazón, es mayor al número de muertes causadas por el cáncer. Debido a que existen herramientas para realizar una detección temprana de los mismos. Los tipos de cáncer más comunes en la mujer son cáncer de mama y cáncer de cuello uterino. Con el uso de medidas preventivas (eg. mamografía y papanicolau), se hace una detección a tiempo de estos cánceres, iniciando tratamiento temprano. Es importante apreciar la necesidad de diagnosticar y tratar el cáncer. La enfermedad coronaria, también debe ocupar el mismo sentido de educación y urgencia.

En el hombre, el clásico cuadro clínico es, dolor y opresión en el pecho, que se irradia hacia el cuello y los brazos. Sudoración profusa, náuseas, y vómitos.

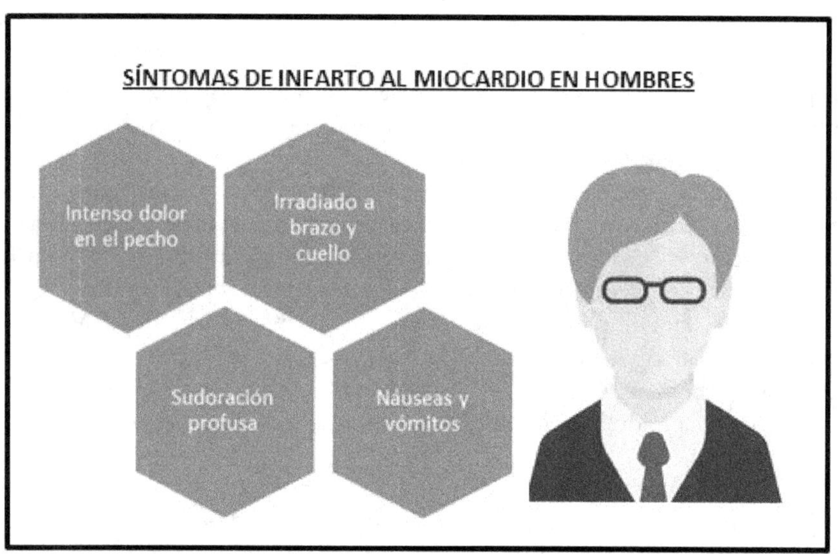

Los síntomas en las mujeres, son totalmente atípicos. A menudo, son una sensación de presión incómoda, variable, a veces ondulante, que "va y viene hasta que desaparece". Puede haber alguna molestia, en uno o ambos brazos, puede o no tener dificultad para respirar, acompañado de una sensación de malestar, náusea y vómitos. Esto trae como consecuencia, retraso en la identificación de los síntomas, diagnóstico y en el tratamiento. Incluso, cuando las mujeres son intervenidas, tienen peores resultados.

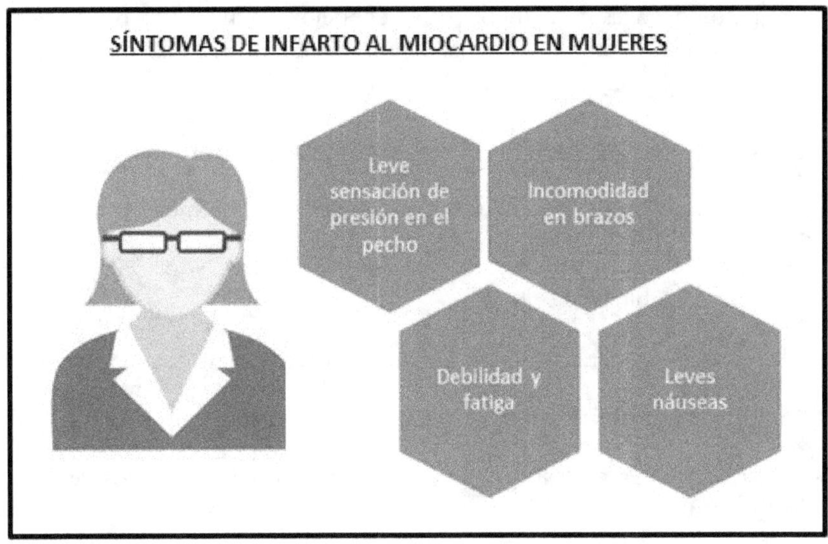

En algunos de nuestros trabajos de investigación anteriores, en el proyecto conocido como "Global Lumen Organization of Women," demuestra la existencia de ciertos factores, que condicionan a la mujer a presentarse a la sala de emergencias en un momento tardío de la enfermedad. Puede ser por razones personales, sociales, clínicas, financieras, e incluso culturales. Muchas mujeres son las encargadas de atender las necesidades en el hogar, por lo que muchos de estos síntomas son ignorados para poder mantener una hogar funcional. Según mi experiencia, María debió prestar más atención a sus síntomas, darles su respectiva importancia y acudir a urgencias.

Es importante entender como lector, que las mujeres deben comprender que si padecen un ataque al corazón, no se manifestará con dolor de pecho severo y aplastante. Deben considerar los factores de riesgo, como el estilo de vida de María. Es allí, cuando al tener una presentación parecida, pudiéramos considerar la posibilidad de que sea un ataque al corazón.

Debo decir que estoy impresionado con la sabiduría e inteligencia del Dr. Smith. Sus conocimientos clínicos y su precisión en el diagnóstico, fue lo que probablemente salvó la vida de María. También, hay un mensaje para algunos médicos que puedan ser lectores de este libro. No solo necesitan entender las diferentes presentaciones clínicas y de laboratorio, sino también, entender las diversas opciones terapéuticas que existen para manejar los ataques al corazón. Referir al paciente directamente a la institución donde se realiza la angioplastia, fue una sabia decisión del Dr. Smith.

Espero que una cantidad muy significativa de los posibles lectores de este libro sean mujeres. También espero que las varias lecciones que se han aprendido en este capítulo, sean beneficiosas para ellas. En especial, aquellas que se sienten identificadas con María, que son el pilar fundamental de la familia.

<u>Toma un tiempo para revisar esta lista de verificación:</u>

✔ El ataque al corazón es la causa de muerte más común en mujeres.

✔ Es más frecuente la muerte de mujeres por ataque al corazón, que todos los cánceres combinados.

✔ Las mujeres generalmente no tendrán dolor, sino síntomas atípicos.

✔ Siempre considera los factores de riesgo en mujeres.

✔ Busca ayuda urgente si tienes algún síntoma atípico, como los descritos en este capítulo.

CAPÍTULO 3. CARLOS

Las cometas se levantan más alto contra el viento, no con el.
Winston Churchill

-"Línea basal, el paciente está en paro cardíaco".

-"Choque". (Descarga eléctrica al corazón para revivir al paciente). "Doctor no hay respuesta". Choque nuevamente, examina el pulso. Compruebe el ritmo.

-Continuar RCP (reanimación cardiopulmonar).

-"Coloquen otra dosis de epinefrina. ¿Cómo está el bicarbonato?". Choque nuevamente. (Esta es la lista de medicamentos y maniobras de resucitación rutinarias para mantener a los órganos vivos durante el RCP).

-"¡¡¡Un momento!!!... ¡¡tenemos ritmo!! Detengan la reanimación".

-"Siento pulso… bien.. chequeo presión arterial"

-"Doctor, fibrilación ventricular nuevamente!" (Éste es el ritmo cardíaco de peor pronóstico, si no es tratado rápidamente el paciente puede morir).

-"Choque, 360 joules (Energía eléctrica requerida para revertir la fibrilación a un ritmo normal)"

-"Sin pulso, sin presión arterial, ECG en línea basal. Continúen con la reanimación". "Choque nuevamente, bicarbonato, calcio"

-Fibrilación ventricular, otra vez. Choque, "... tenemos pulso", presión arterial en 100.

-"Háganle un electro.... elevación del segmento ST de 8mm, en derivaciones v2,v3,aVF" (Los cambios del ECG indican un ataque cardiaco).

Suponía ser un día normal, en la vida de Carlos Cruz, de 48 años, trabajador en construcción. Carlos se levantó a las 7:00 am, como siempre.

Su esposa Miranda, había preparado a su hija, Anna, para ir al colegio. Ese día era distinto, ya que Anna cumplía 7 años. Ambos la llevaron a su escuela, ubicada en Coral Gables. Luego fueron a disfrutar de un desayuno. La vida había sido difícil para ellos. Aunque, en ese momento contaban con empleos estables y bien remunerados y un nuevo apartamento en Coconut Grove.

Carlos había iniciado su trabajo como supervisor de obra, en la rampa de extensión I-826. El necesitaba controlar el vaciado de concreto, por lo cual tuvo que subir por esta rampa. Al mismo tiempo, empezó a sentir una extraña pesadez, colocó su mano en el pecho, lo frotó suavemente, y perdió el conocimiento. Afortunadamente, los trabajadores presenciaron su caída y uno de ellos llamó rápidamente al 911. Carlos, se recuperó, completamente aturdido, y dijo: "ayúdenme, siento que voy a morir". John, ingeniero de la obra, se inclinó para hablar con él, notando que estaba pálido, y sudoroso. Además de estar desorientado, manifestando tener dolor severo en su pecho, lo frotó y perdió nuevamente el conocimiento.

Armando y Heidi, fueron los paramédicos asignados a esta emergencia. Precisamente, en 6 minutos y 34 segundos, la ambulancia llegó al lugar donde se encontraba Carlos. Estaba inconsciente. Realizaron un ECG, evidenciando una fibrilación ventricular. Rápidamente aplicaron una descarga eléctrica, en su corazón para revertir este tipo de ritmo cardíaco maligno. Luego, fue llevado al Centro Médico Bayside, a 0.7 millas de distancia.

Carlos, Miranda y Anna nunca olvidarán este día.

El Dr. Franco, médico de la sala de emergencia, diagnosticó un infarto de miocardio con elevación del segmento ST. El protocolo del hospital, instruía angioplastia primaria inmediata. El Dr. Franco gritó a Nancy, secretaría de la unidad, "Activar código de infarto de miocardio", movilizando a todo el equipo de guardia.

Eran las 2:11 pm. Felipe y Brenda, formaban parte del equipo de enfermería. Jack Herrera y Orlando García, eran los técnicos de guardia. Inmediatamente respondieron al llamado. Orlando, encendió el equipo de rayos X y los sistemas informáticos que eran necesarios para el procedimiento. Jack, abrió el equipo quirúrgico, preparó las vías respectivas, que se necesitarían para la administración de medicamentos a Carlos. Además, preparó el equipo de monitoreo de presión arterial y frecuencia cardiaca. Felipe y Brenda rápidamente transportaron al paciente.

Este grupo de guardia, había lidiado anteriormente con este tipo de situaciones y realizaron sus tareas rápidamente, con facilidad.

Sin embargo, algo estaba mal.

El Dr. Baker, cardiólogo intervencionista, estaba en otra angioplastia. Procedimiento que se estaba realizando en el Hospital Baptist, a casi 30 minutos de distancia. Requiriendo varias llamadas, para poder localizarlo. Al comunicarse con el Dr. Baker, informó estar en una emergencia, por lo cual no había podido contestar de forma inmediata.

Carlos, entra nuevamente en asistolia, paro cardíaco. Se inició RCP, con compresiones torácicas vigorosas. El anestesiólogo, procedió a intubar al paciente, colocando el tubo endotraqueal. Preciosos minutos del paciente pasaban antes de que pudieran ocurrir daño cerebral irreversible.

La reanimación se continuó, siguiendo el protocolo. Era un equipo de 8 personas; doctores, enfermeras y técnicos. Todos haciendo lo imposible, para poder mantener vivo a Carlos.

Miranda, esposa de Carlos, recibió la llamada John, ingeniero de la obra. Jenny, amiga de Miranda, la llevó a la sala de emergencia. Miranda, sintió pánico, lloraba sin consuelo. Necesitó ser calmada por el personal de la sala de emergencia. "Salven a mi esposo, salven a Carlos" - gritaba. Temblorosa, buscó el número de teléfono de su hermano, pidiéndole que fuera a la emergencia y colgó. Su hermano vuelve a llamar preguntando "¿Cuál hospital?". Miranda, en medio del caos, solo respondió, "Carlos tuvo un infarto, Carlos va a morir." Había olvidado nuevamente decir la ubicación del hospital.

La reanimación del paciente continuaba. El ECG, evidenció un ataque al corazón masivo. El Dr. Franco, médico de la sala de emergencia, consideraba usar TNK, fármaco destructor de coágulos, usado para tratar el ataque cardíaco. Sin embargo, estaba preocupado del RCP prolongado, el cual pudiera crear complicaciones al usar este tipo de fármaco. "¿No hay otro cardiólogo intervencionista disponible? Por favor encuentren alguien," gritó el Dr. Franco.

Estaba recogiendo unos mangos en la parte trasera de mi casa, cuando sonó mi teléfono. Esto no era inusual. Anteriormente, había atendido este tipo de emergencias, a pesar de no estar de guardia. Afortunadamente, vivía a pocos minutos de distancia del Centro Médico Bayside, el cual tenía fama de que en todo momento se podía contactar al Dr. Mehta.

Inmediatamente, después de ser informado sobre el estado crítico del paciente, avisé al equipo continuar con la reanimación de Carlos, mientras me preparaba para ir al hospital.

En aproximadamente 3 minutos, mientras corría a toda velocidad a la sala de emergencia, recuerdo vívidamente, imaginar una mujer que se lamentaba, Miranda.

Fueron 26 minutos de RCP. ¡El Dr. Franco estaba a punto de declarar a Carlos muerto!

Normalmente, habría estado de acuerdo con él. Pero esta situación, claramente era diferente. Carlos tuvo un paro cardíaco. La RCP se había iniciado de inmediato, un equipo experto, continuaba sin interrupciones. Simplemente no podíamos dejar morir a Carlos.

Al llegar, me hice cargo de Carlos. El ECG mostró un infarto de la cara inferior de miocardio. Esto indica que se trataba de una obstrucción en la arteria coronaria derecha, un de las principales arterias que irrigan al corazón. El Dr. Franco, estaba realizando la reanimación del paciente, con compresiones torácicas. Yo le insistí en la necesidad de continuar con la reanimación durante el procedimiento de cateterismo. El Dr. Franco accedió.

El Dr. Nader, médico parte del equipo, continuó realizando compresiones fuertes en el pecho de Carlos. Se alternaba con Ralph, otro técnico encargado, quien había llegado hace 5 minutos y sudaba profusamente.

Rápidamente, pregunté a Ralph y al Dr. Nader si podían continuar con la reanimación mientras avanzábamos al laboratorio de cateterismo. Ambos enfáticamente estuvieron de acuerdo. Las enfermeras de la sala de emergencias desconectaron todas las líneas y conexiones eléctricas. Estábamos listos para trasladar al paciente. Un guardia de seguridad corrió adelante y rápidamente, mantuvo el ascensor abierto. El Dr. Nader se equilibró en la camilla móvil colocando sus pies en las barras inferiores de la camilla, continuando las compresiones torácicas.

Salvar la vida de un paciente de un ataque cardíaco, se hace por medio de la práctica, un intenso entrenamiento y el trabajo en equipo. Casi siempre, el éxito se atribuye al cardiólogo intervencionista. Aunque, puedo atestiguar que las enfermeras y técnicos, quienes asistieron el procedimiento, como fue evidente en el cuidado de Carlos, son los héroes olvidados en este tipo de intervención. Su dedicación y sacrificio contribuyeron a salvar la vida del paciente, con la atención primaria de Intervención Coronaria Percutánea (ICP). Pudimos avanzar de manera segura, en el delicado recorrido del ascensor, se necesitaba subir tres pisos con todo el equipo, ventilación precisa y compresión de pecho. Esto fue una tarea altamente competente. El manejo por parte del equipo fue admirable.

Cuando salíamos del ascensor, estando justo fuera del laboratorio de cateterismo, Carlos entró nuevamente en fibrilación ventricular maligna.

"Fibrilación ventricular", gritó Brenda.

Todos nos apartamos de la camilla, Carlos recibió de nuevo una descarga eléctrica, de 360 joules, su cuerpo fue empujado hacia arriba. Su ritmo cardíaco volvió a la normalidad.

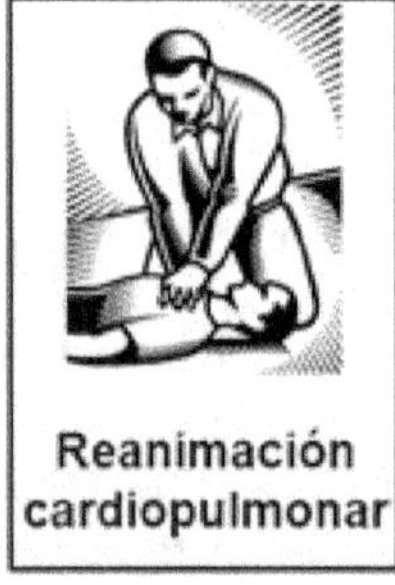

Reanimación cardiopulmonar

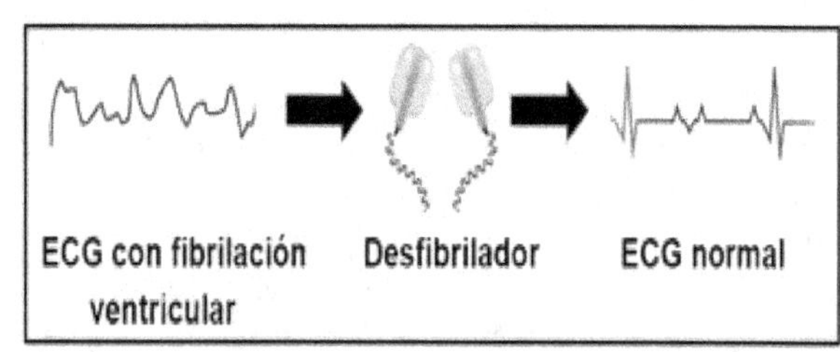

Procedimos a entrar a la unidad de cateterismo. Una vez más, el ritmo cardíaco del paciente, se tornó maligno, el cual fue restaurado posterior a una descarga.

Seguimos adelante. Carlos, finalmente estaba en la mesa del laboratorio de cateterismo y teníamos la oportunidad de comenzar el procedimiento de urgencia. El Dr. Nathan, especialista en cuidados intensivos, o como lo llamamos, el intensivista, se había unido a nosotros, haciéndose cargo de la RCP, mientras yo me colocaba el traje de plomo, este sirve de protección contra los rayos X.

Ralph continuó las compresiones torácicas, se detuvo por un momento, permitiendo la rápida colocación de una bata quirúrgica al paciente, cubriendo su cuerpo. Tanto él como el Dr. Nader se pusieron rápidamente el traje de plomo, al igual que los técnicos que manejaban el ventilador. Jack, el técnico de laboratorio de cateterismo, preparó las zonas de las dos ingles, para el procedimiento. Brenda me ató la bata quirúrgica, me ayudó con los guantes quirúrgicos. Phillip revisó las vías intravenosas y comenzó a documentar en la hoja de registro, el procedimiento de cateterismo. Estaba listo para colocar la aguja quirúrgica en la ingle.

No sentí pulsos en las arterias femorales derecha o izquierda. Esto hizo la tarea más desafiante. Procedí a usar los puntos de referencia anatómicos para ubicar el vaso sanguíneo e inyecté anestesia local para adormecer el área. Tuve la suerte de penetrar la arteria femoral derecha en el primer intento. Esta arteria proporciona el camino al corazón y a las arterias coronarias.

Con un catéter JR4, de uso rutinario, lo introduje de inmediato en la arteria coronaria derecha. Había sospechado que esta era la afectada, basado en el ECG. Esta conclusión particularmente es fácil de obtener. Los cardiólogos pueden predecir cuál de las tres arterias principales pueden bloquearse. Existen dos arterias coronarias, izquierda y derecha, la izquierda da lugar a dos ramas principales, lo que hace un total de tres arterias coronarias principales.

El truco era equilibrar el equipo junto con la RCP en curso. Tanto Orlando, el técnico, como yo, continuábamos reposicionando los catéteres y las vías que conectaban las múltiples gotas intravenosas, con el tinte a base de yodo. El cual se inyectaba a través de una jeringa de mano.

Mientras manipulaba el equipo, periódicamente le gritaba al Dr. Nader que detuviera la compresión. Coordinamos nuestras actividades, de esta manera en los próximos minutos. Esto me permitía hacer movimientos críticos y finos de los catéteres, en el corazón. El buen trabajo del Dr. Nader realizando las compresiones del tórax, permitió que la sangre fluyera a través del cerebro y otros órganos vitales. Brenda estaba lista para abalanzarse sobre el pecho del paciente, si el ritmo del corazón cambiaba.

El Dr. Nader, se detuvo nuevamente cuando se lo pedí, manipule el catéter, inyecte 3-4 cc de agente de radiocontraste con mi mano izquierda.

La arteria coronaria derecha estaba bloqueada al 100%. El culpable había sido identificado. ¿Podría ahora abrir esta arteria ocluida rápido? Esto resultaría en la restauración del ritmo cardíaco y la función ¿Podría salvar a Carlos?

A mi comando, Brenda inyectó Angiomax, medicamento que previene la formación de coágulos de sangre. Tomé rápidamente un catéter que usaría para cruzar la arteria coronaria derecha bloqueada.

El corazón de Carlos estaba inmóvil. Eso había sido evidente bajo los rayos X. ¿La angioplastia lo reviviría?, ¿simplemente estábamos pidiendo mucho a nuestra suerte?, ¿estaba siendo poco realista?, ¿fue mi fe que podría salvar a Carlos?, ¿simplemente era demasiado tarde en intentar estos heroicos actos?, ¿no ocurriría daño cerebral?

No había tiempo para reflexionar. Debíamos seguir adelante. Una vida estaba en juego. Ningún esfuerzo era demasiado. ¡Continuar con todo, RCP, angioplastia! Podemos tener éxito.

El Dr. Nader había cambiado con Ralph. Se detuvo con las compresiones torácicas nuevamente, mientras el cable de guía pasaba a través de la arteria coronaria derecha ocluida. Bajo la guía de los rayos X.

A menudo me he preguntado sobre este procedimiento extraordinario y sobre las contribuciones del Dr. Nader y Ralph. Me dejaron impresionado. Su dedicación fue inolvidable. Esta ayuda fue desinteresada, no se preocuparon por su propio bienestar en sus esfuerzos heroicos. Mientras realizaba RCP, se mantenían cerca de la fuente de radiación. Independientemente, ambos nunca desistieron de su tarea, salvar vida del paciente.

La arteria coronaria derecha ocluida, no fue difícil de cruzar con el alambre. Navegue fácilmente más allá del bloqueo. Necesitaba inflar y desinflar rápidamente el balón, en el sitio exacto del bloqueo para poder crear una abertura. Esto permite que el flujo de sangre pase hacia adelante y hacia el músculo cardíaco.

Brenda había abierto el catéter con balón que había pedido. Se lo entregó a Orlando, quien lo preparó con pericia en un instante. Ralph realizó otra rápida serie de compresiones, para luego detenerse de nuevo.

Con mi pie, activé nuevamente los rayos X y coloqué rápidamente el globo en el sitio de la oclusión. Luego, le dije a Orlando que dilatara el globo con el manómetro. Se desinfló después de 10 segundos, para luego inyectar rápidamente el tinte y poder verificar si habíamos creado una abertura.

Lo que siguió fue un milagro. Lo más dramático que había atestiguado en mi carrera. El fruto de nuestro trabajo, el magnífico resultado de la angioplastia. La arteria estaba ampliamente abierta y había un gran flujo de sangre alimentando el músculo del corazón. El ritmo volvió a la normalidad, subió la presión arterial a su normalidad. Coloqué un stent, una pequeña malla de acero, su función es mantener la permeabilidad del vaso. Era rutinario y simple, ahora el corazón de Carlos estaba bombeando vigorosamente. La RCP se suspendió, y el equipo que había trabajado tan duro, se fue a continuar sus deberes regulares. Su trabajo fantástico había salvado a Carlos.

La magia de la angioplastia primaria estaba allí y todos podían evidenciarla. A partir de ese momento preciso, en que el vaso se dilató hasta que Carlos abandonó el hospital, su corazón no tuvo un ritmo anormal.

Continué finalizando el procedimiento. La arteria coronaria izquierda no tenía ningún bloqueo. Luego administre una pequeña cantidad de tinte en el ventrículo izquierdo para verificar su función, este es parte de la cámara de bombeo del corazón. El ventrículo izquierdo estaba completamente normal.

No había músculo cardíaco muerto o cicatrizado.

¡Todo esto estaba sucediendo en un paciente que estaba a punto de ser declarado muerto hace apenas unos minutos!

Después de un ataque cardíaco, el destino del paciente dependerá del músculo cardíaco, que no haya sido afectado. Este tema es extremadamente importante, es necesario entenderlo. Al comprender estos hechos, quedará muy claro por qué es tan urgente tratar los ataques cardíacos, de manera inmediata.

Milagrosamente, el músculo cardíaco de Carlos no sufrió daños. Esto se debía a que la arteria se expandió rápidamente, a pesar de la forma mortal en que se presentó el ataque cardíaco. Por supuesto, Carlos tuvo mucha suerte. Era muy joven y no existía enfermedad cardíaca previa. Después de un ataque al corazón, si el músculo cardíaco no queda afectado por necrosis (la muerte permanente del músculo), el paciente podrá esperar una vida normal y saludable, sin restricciones. Sin embargo, si existe daño en el músculo cardíaco posterior al infarto, puede haber síntomas debilitantes. La actividad física puede ser limitada. Además, la necesidad de numerosos fármacos, de por vida, para mantener el bombeo adecuado del corazón. El paciente no tendrá su capacidad funcional de bombeo cardíaco, al 100%.

Muchos de los pacientes que consultan al cardiólogo, por fatiga y dificultad para respirar, sufrieron daños en el músculo cardíaco posterior a un ataque al corazón. Si este daño es grave, puede provocar insuficiencia cardíaca, una afección delicada que requiere un tratamiento cuidadoso y de por vida.

El daño al músculo cardíaco puede ocurrir, por un infarto que no se haya tratado a tiempo. Esto produce la muerte del músculo, por la falta de suministro de sangre proveniente de la arteria bloqueada. Generalmente, el daño pudo haber ocurrido por retraso en iniciar los tratamientos indicados, como la dilatación de la arteria afectada, con angioplastia o con fármacos, que tienen como función destruir los coágulos.

Muchos de estos pacientes experimentan durante toda la vida síntomas debilitantes producto de la insuficiencia cardíaca. Estos pacientes desafortunados, pueden requerir la colocación de caros y complejos dispositivos implantados en el corazón. Como marcapasos y desfibriladores. Con poca frecuencia, estos pacientes serán candidatos para trasplante de corazón. Los reingresos hospitalarios son frecuentes, necesarios para tratar las exacerbaciones de la insuficiencia cardíaca. La calidad de vida es muy baja. La muerte, puede ocurrir a los pocos años posterior a la insuficiencia cardíaca. Los costos de la atención médica para el tratamiento son millones, produciendo un impacto enorme en el paciente, la familia y la sociedad.

Este es el mensaje importante del libro; la demora en reconocer los síntomas de un ataque al corazón, el retraso en la búsqueda de atención y las demoras en el sistema necesario para proporcionar tratamiento, todos tendrán el mismo efecto. Cada minuto es precioso para un paciente que sufre un ataque cardíaco. Reconocer de inmediato el ataque al corazón y pedir ayuda es crítico. Un servicio de ambulancia bien entrenado y coordinado con paramédicos expertos son vitales para su supervivencia. Tanto para salvar su vida, como para prevenir el daño permanente a su músculo cardíaco. Llegar al hospital correcto capaz de realizar el procedimiento primario de ICP, es fundamental para todo esto. Tener un cardiólogo intervencionista, experto en este tipo de procedimiento. Además, de un equipo bien entrenado, es absolutamente esencial.

Al leer sobre Carlos, comprenderá cómo cada uno de estos pasos contribuyó a salvar su vida. ¿Cómo podría saber una persona estos asuntos complejos? Esta información no está disponible. No he visto campañas publicitarias de educación, que enseñen estos asuntos. No puede esperar buscar en Google lo que está sintiendo, al momento que lo está presentando. Tu ataque al corazón no se anunciará por sí mismo. Necesitas estar preparado. Este libro le proporcionará esta información y conocimientos, para navegar fácilmente a través de esta neblina.

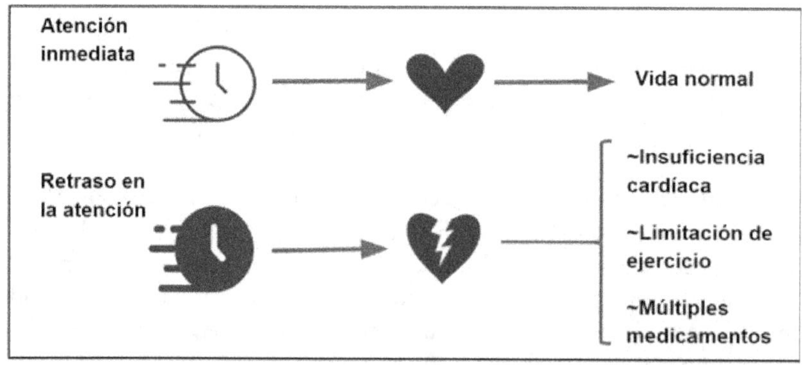

Nuestro país ha creado instituciones fantásticas, capaces de tratar los ataques cardíacos, con un ejército de personal capacitado y disponibilidad de equipos costosos. Estas unidades no están disponibles en la mayor parte del mundo. Debemos reconocer lo afortunados que somos y usar de manera inteligente, estos servicios. Desafortunadamente, todos estos recursos son inútiles, a menos que el paciente reconozca los síntomas a tiempo y busque ayuda inmediata.

Con este libro se convertirá en un experto, identificando un ataque cardíaco y al hacerlo, se preparará, sin previo aviso, para un ataque cardíaco y cómo sobrevivir. Al asimilar los simples consejos que se presentan en los futuros capítulos del libro.

Continuando con la sorprendente historia de supervivencia de Carlos, fue extubado sin esfuerzo esa misma noche, bromeaba a la hora de la cena y caminó a la mañana siguiente. Carlos salió del hospital con una sonrisa en su rostro, al tercer día de su hospitalización posterior a un paro cardíaco e infarto agudo de miocardio. La mirada en los ojos de Miranda lo dijo todo, alivio, gratitud, oraciones hacia el equipo que hizo posible este procedimiento asombroso, que salvó la vida de su esposo.

Para capturar las estadísticas, desde el momento en que Carlos entró al servicio de emergencia hasta la apertura de la arteria coronaria derecha ocluida, fueron 84 minutos.

La historia de Carlos es la historia de la atención primaria de ICP, el éxito arrollador de la cardiología en América. Este tipo de intervención está a disposición de todos los estadounidenses, la cual trae tremendos beneficios.

En los días en que estoy agotado, después de tratar a varios pacientes con ataques cardíacos. Recuerdo cómo este procedimiento salvó no solo a Carlos, sino también, a Miranda y Anna.

CAPÍTULO 4. EL CONTADOR

Puede que sea el gallo el que canta, pero es la gallina la que pone los huevos.
Margaret Thatcher

Grace estaba despierta, eran las 5:15 de la mañana, tomó un baño y bajó las escaleras para terminar de empacar las maletas de lo que sería un magnífico viaje. Víctor, su esposo, fanático del béisbol, iba a ver jugar a los Marlins contra los Rojos de Cincinnati esa tarde. Grace y Víctor habían planeado este viaje con sus amigos, Rita y Mark Cruz, con quienes conservan una amistad desde 1974. Mark era un miembro del salón de la fama, retirado del béisbol profesional, Iba a ser un excelente viaje.

Quizás esto no sucedería…

Víctor bajó las escaleras en pijamas y manifestó a Grace no sentirse bien. Frotando su pecho, señaló el centro de este y dice "estoy teniendo dolor en el pecho". Ella lo miró y se sintió inmediatamente preocupada ya que Víctor se veía pálido.   "Debe ser tu reflujo", dice Grace, refiriéndose al antiguo problema estomacal que Víctor tenía.

"No lo creo, ya me tomé el Gaviscon y no me alivió, esto se siente muy diferente", respondió Víctor.

Grace corrió hacia el gabinete de la cocina, tomó los frascos de aspirina y de nitroglicerina, así como el equipo para tomar la presión arterial. Primero le dio a Víctor cuatro tabletas de aspirina, pidiéndole que se las tomara y luego le tomó la presión arterial. Con un resultado de 130/80 mmHg lo cual parecía estar bien, pero visiblemente Víctor empeoraba, ya que se veía extremadamente pálido y sudoroso.

Grace le dijo a Víctor, "estás teniendo un ataque al corazón".

El padre de Grace, quien falleció dos años atrás, fue un notable cirujano en otorrinolaringología (ORL). Grace recuerda muchas lecciones que aprendió mientras observaba a su padre. Esto iba a servir de mucha ayuda esa mañana.

Quiero alertar al lector sobre las dudas referentes al ataque cardíaco, las cuales se desarrollarán desde este capítulo en adelante. Este incidente ocurrió el 17 de septiembre de 2009. Para autentificar estos eventos tuve una larga conversación con Grace. Mis recuerdos sobre este incidente son borrosos. Sin embargo, el procedimiento de angioplastia lo recuerdo claramente, siendo menos nítidos los eventos que conllevaron a lo sucedido, los cuales contienen un mensaje muy significativo para ti. Tengo registrados en mi base de datos todos los pacientes con ataque cardíaco que alguna vez he tratado, donde meticulosamente he notado características únicas en ciertos casos. En las observaciones del caso de Víctor, está escrito a un lado "rol de educación del paciente". Para aclarar con mayor efectividad estos precisos puntos de enseñanza, como dije antes, debía hablar con Grace.

El padre de Grace, había prescrito una receta de nitroglicerina para ella. Llámalo amor de padre por un hijo, o alguna premonición. Independientemente, Grace tenía nitroglicerina disponible, e incluso sabía cómo administrarla adecuadamente. Ella colocó una tableta de nitroglicerina debajo de la lengua de Víctor y se apresuró a llamar al 911.

Grace les dijo a los operadores, "mi esposo está teniendo un ataque al corazón". Tuvo una breve conversación de unos 40 segundos. La ambulancia, camión número 14, llegó en 5 minutos.

¡Qué afortunados somos en los Estados Unidos! Piensa lo que te podría haber pasado si vivieras en otra parte del mundo.

En mis conferencias sobre el manejo del infarto de miocardio en numerosos países, siempre digo, "El manejo del ataque al corazón dependerá de tu código postal". Lo explicaré de la siguiente manera. Si tuvieras un ataque cardíaco y tu código postal fuera 10023 (nuestro segundo hogar en la ciudad de Nueva York), el siguiente escenario sería el más probable. Una ambulancia llegaría a tu puerta dentro de 5 a 7 minutos, usted sería transportado a una institución primaria exclusivamente dedicada a la Intervención Coronaria Percutánea (ICP), la cual cuenta con un rápido tiempo puerta-balón, de unos 60 minutos. Gracias a esto, probablemente no tendrías daño en el músculo cardíaco. Además, serías dado de alta del hospital aproximadamente al tercer día con pocos medicamentos. Las posibilidades de morir por un ataque cardiaco serían menos del 2% (hace una década, este número era de alrededor del 6%). También sería completamente posible que olvides que este incidente alguna vez sucedió. Usted continuaría teniendo una vida física sin obstáculos, debido al rápido y efectivo manejo de su ataque cardíaco.

Destaco la afirmación que hice anteriormente, acerca de que somos extremadamente afortunados al tener una buena asistencia sanitaria en los Estados Unidos. Es una bendición que subestimamos. La enorme reducción en las tasas de mortalidad por ataques cardíacos ha contribuido a mejorar nuestra expectativa de vida. Si se ha reducido significativamente la posibilidad de fallecer debido a la causa más común, un ataque cardíaco, esto claramente afecta el tiempo que vivirás. Varios estudios recientes han revelado lo que algunos cardiólogos han experimentado con sus pacientes anteriormente. Las alarmantes mejoras debido al uso primario de ICP, en los Estados Unidos reducen significativamente la tasa de muertes. "Un cambio radical en el tratamiento de los ataques cardíacos" (19 de junio de 2015, New York Times), Gina Kollta informa que el porcentaje de mortalidad por enfermedad coronaria ha disminuido un 30% en una década, debido a que los hospitales, tanto ricos como pobres, han tenido tratamientos de emergencia simplificados. Además de mencionar que los ataques cardíacos ya no son la mayor causa de muerte.

El reporte publicado por el New York Times, aunque sea alentador, no debe sonar complaciente ni para los médicos, ni para los pacientes, esto sería desafortunado ya que podemos perfeccionar aún más el manejo del ataque cardíaco. Teniendo en cuenta que la disponibilidad nacional primaria de ICP es un evento que varía. Esto hace que existan numerosos puntos adicionales que se deben mejorar, por lo cual los menciono a lo largo de este libro. Sin embargo, estos avances son alentadores siendo un cambio en la vida de muchos pacientes, debido a que el mayor asesino de hombres y mujeres en los Estados Unidos ya no sería un ataque cardíaco.

Esto sería un fantástico logro médico, el cual debe ser celebrado como un triunfo nacional, siendo resultado de la dedicación por parte de paramédicos, médicos del departamento de emergencia, sala de emergencia, cardiólogos, enfermeras y técnicos.

Ahora imagina que tu código postal es 110026, la casa donde crecí, en Nuevo Delhi, India. El siguiente escenario, se desarrollaría de la siguiente manera. Hay al menos un 30% de probabilidades de que el paciente nunca llegará al hospital. La muerte probablemente ocurriría por las complicaciones de un ataque cardíaco. Esto incluye un bloqueo cardíaco severo, interrumpiendo el bombeo coordinado de las cámaras del corazón o un trastorno maligno del ritmo cardíaco conocido como, fibrilación ventricular (recuerda a Carlos). Otra temida complicación ocurre cuando los pulmones se llenan de sangre, esta no puede ser bombeada hacia adelante por falla del corazón. Probablemente el paciente con un ataque cardíaco en Nueva Delhi llegaría al hospital por él mismo. Desafortunadamente esto sucede en casi el 96% de los casos siendo el autotransporte, el medio más común de llegar a un hospital. Lo más probable es que este, no tendrá disponibilidad de expertos en manejo del ataque cardíaco y mucho menos de proporcionar una angioplastia primaria. En algunos casos, pacientes con mejores recursos podrán acceder a un equipo superior en hospitales privados donde es posible una excelente atención. Aunque, la mayor parte de los pacientes no contarán con este servicio disponible. En su mayoría, los hospitales pequeños tratarán el ataque cardiaco con un fármaco viejo (menos costoso) destructor de coágulos. Al tener el código postal 110026, las probabilidades de morir por un ataque cardíaco son más altas, podrían ser de un 8 o 10%. Peor aún, también existe una gran posibilidad de sufrir un daño permanente. Como comenté en el capítulo anterior, este daño irreversible al músculo cardíaco causa limitaciones en la actividad física del paciente.

Volviendo atrás con Víctor y Grace, los paramédicos rápidamente realizaron un ECG de 12 derivaciones. Técnicos capacitados podrán realizar este procedimiento de forma fácil con una máquina portátil en 2 minutos, la cual se encuentra disponible incluso hasta en las clínicas más pequeñas y en las oficinas de los médicos. La persona encargada de obtener un ECG debe aprender algunos puntos de referencia anatómica, donde se colocan los 12 electrodos. Estos se ubican alrededor del pecho, manos y piernas. El resultado será una tira larga de papel con un trazado del ECG proveniente de una máquina. Esta realiza una calibración sobre un papel especial con cuadros impresos de 1mm para poder calcular los intervalos de tiempo, permitiendo diagnosticar numerosas condiciones, como trastornos del ritmo cardíaco, ataques al corazón y desequilibrios electrolíticos. La parte más prodigiosa del manejo del ataque cardíaco es que puede ser diagnosticado con una sencilla y confiable prueba, el ECG. En manos expertas, su precisión puede llegar a alcanzar el 95-98%.

Nuestro increíble corazón genera impulsos eléctricos y formas de ondas que son capturadas en el ECG. Esta prueba, fue inventada en 1860 por el brillante ganador del premio nobel, Willem Einthoven, siendo una prueba fundamental para la función cardiaca.

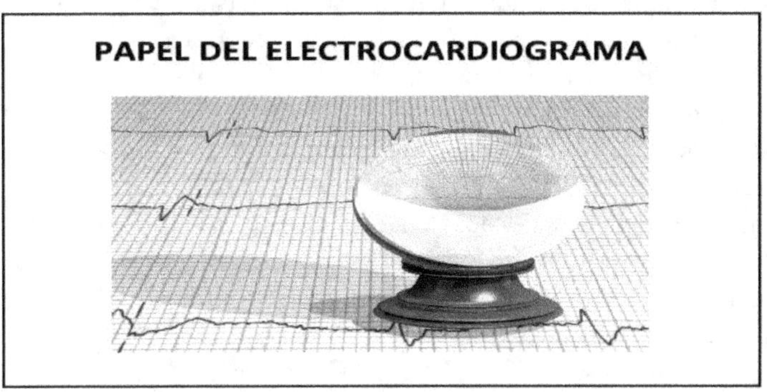

En algún momento de nuestras vidas, probablemente nos han realizado un ECG. Tal vez recordemos a nuestro doctor pidiéndonos guardar de forma segura una copia de este. Aunque no lo crea, es más difícil hacerlo que decirlo, ya que los trazados se van desvaneciendo con el tiempo. Por lo tanto, si tienes un ECG, haga una copia digital de ello y guárdelo. El propósito de archivar el ECG es simple; sirve para comparar con los subsiguientes ECGs. A menudo lo importante no son los cambios actuales, sino la comparación con el ECG anterior determina los significados de nuevos cambios.

¿Cuántas entidades médicas conocemos donde se pueda llegar a alcanzar tal precisión con un solo recurso? Piensa en las numerosas visitas al hospital, al médico, los múltiples rayos X, tomografías computarizadas, resonancias magnéticas, análisis de sangre y otras investigaciones que a menudo se requieren para el diagnóstico de diversas enfermedades. Esta particular característica, hace que el ECG sea una herramienta simple y fácil al momento de diagnosticar el ataque cardíaco, es casi único en la medicina.

La facilidad del ECG se complementa con el conocimiento de la persona que lo interpreta. Existen varias afecciones médicas que son capaces de imitar los trazados de un infarto en el ECG. En medicina, llamamos a esto, un diagnóstico diferencial. Para poder disminuir las posibilidades de un diagnóstico diferencial y obtener un diagnóstico preciso, se debe incluir una buena investigación y análisis del paciente en su historial. La presentación clínica del ataque cardíaco es muy diversa, ya que se presenta de formas diferentes en hombres y mujeres. Incluso en los ancianos pueden no presentar manifestaciones típicas. Los diabéticos, ocupan una gran proporción de pacientes con ataques cardíacos, y a menudo no presentan dolor en el pecho. Esta desconcertante presentación clínica puede ser omitida tanto por los pacientes como por médicos.

En los casos seleccionados para este libro, hago un esfuerzo presentando pacientes reales que puedan recordarte a ti mismo o a un ser amado, incluyendo pacientes más críticos como pueden ser tu abuelo o padre. A través de estos, obtendrás una evaluación bastante precisa de si estás enfrentando un ataque cardíaco. La falta de reconocimiento de un ataque cardíaco o un diagnóstico incorrecto referente al dolor de pecho es uno de los errores más comunes del médico. La presentación clínica puede llegar a ser tan parecida a otras enfermedades, que puede ser extremadamente difícil de diferenciarlas una de la otra. El dolor en el pecho puede originarse por medio de enfermedades ubicadas en el tubo digestivo, principalmente en las porciones superiores que van desde el esófago hasta el estómago. Los ácidos estomacales son erosivos, por lo cual pueden imitar el dolor en el pecho producido por un ataque cardiaco.

Esto estaba sucediendo con "El Contador", el cual tenía una historia previa de reflujo gastroesofágico. Para aliviar esto, como lo hizo en tiempos anteriores, tomó Gaviscon. Durante la enfermedad de reflujo gastroesofágico, los ácidos del estómago regurgitan desde el estómago al esófago, causando una sensación de ardor o dolor. Esto no es diferente a lo que sucede con el dolor en el pecho causado por un ataque cardiaco. Lo que diferencia a los dos, es la presencia de factores de riesgo coronario o las condiciones predisponentes que hacen que un paciente sea más propenso a los ataques cardíacos. Un entendimiento profundo de estos factores de riesgo y su manejo, son los pilares fundamentales de este libro. Los cuáles serán explicados en detalle durante este capítulo y en numerosas partes del libro.

Me gustaría profundizar más sobre el ECG y su relevancia al manejo del ataque cardíaco. A medida que la nación avanzaba en la creación de sistemas de manejo de ataques cardíacos, nosotros nos centrábamos en la realización de un ECG. El requisito previo para éste, es la presencia del "dolor en el centro del pecho", anunciado en grandes vallas ubicadas en las autopistas, por lo cual todo paciente con dolor en el pecho debe realizarse inmediatamente un ECG de 12 derivaciones. Hoy en día en nuestro país es un requisito indispensable, cualquier paciente que se presente con dolor en el pecho a una sala de emergencia, se le debe realizar un ECG dentro de los 5 minutos de haberse presentado. Esto se ha convertido en una práctica habitual que ha contribuido a salvar miles de vidas y ha reducido dramáticamente el diagnóstico diferencial.

El camino para obtener un ECG en una ambulancia es más complicado. ¿Quién debería interpretar este ECG? Hay dos maneras amplias de manejar esto para ser más efectivo el diagnóstico. Se pueden entrenar paramédicos para que sean expertos en la lectura del ECG, como lo ha realizado exitosamente el Dr. Michel Le May en Ottawa, Canadá. El entrenamiento avanzado de paramédicos del Dr. Le May, es conocido por la destreza de saber interpretar los ECG con la misma precisión de la de un cardiólogo. Sin embargo, esto es difícil y costoso en países con gran población. Una alternativa, la cual se ha venido practicando en los Estados Unidos y en otros países, es emplear tecnología para poder asistirnos mejor en la precisión del diagnóstico de un ECG. Con este método, un ECG puede transmitirse de forma inalámbrica o por fax desde la ambulancia a la sala de emergencia donde el médico puede verificar los trazados. A menudo, se produce una segunda transmisión del ECG entre la sala de emergencia y una llamada al cardiólogo. Hoy en día, se desarrollan mejores iniciativas en nuestro país para colocar tecnología inalámbrica en las ambulancias y poder transmitir el ECG.

El rol de innovaciones como WhatsApp, no puede ser subestimada cuando se utiliza con el propósito de transmitir el ECG. Aunque, existe una advertencia importante, se debe conservar la confidencialidad del paciente a pesar de que este sistema sea de acceso abierto.

Como ciudadanos contribuyentes que pagan impuestos, pueden exigir que la ambulancia de rescate en su distrito esté equipada con la capacidad de transmitir el ECG. Al hacerlo, tu dinero aportado a los impuestos será usado para salvar tu vida. Por lo tanto, para aumentar las posibilidades de sobrevivir a un ataque al corazón o "prepararte para un ataque cardíaco", puedes solicitar un mandato público que consiste en dos partes. 1) La ambulancia encargada de transportar a un paciente con un ataque cardíaco debe tener una vía funcional para transmitir el ECG. 2) Un paciente con ataque al corazón debe ser transportado a un centro primario de ICP en lugar de a un hospital cercano.

Notarás como todas estas particularidades contribuyeron a salvar la vida del Contador.

Existen otras observaciones sobre nuestro sólido sistema de atención médica si lo comparamos con otros países.

Una revelación es necesaria en esta etapa. Como escribí en el párrafo anterior, cambié sistema de salud "fantástico" a "sólido". Incluso busque términos menos complementarios. Son claras las deficiencias en nuestro sistema sanitario. Notoriamente, este sistema falla en proporcionar cobertura nacional. Más allá de eso, el principal problema en nuestro sistema de salud es el costo extremadamente elevado de la asistencia sanitaria. Yo personalmente atribuyo a los enormes gastos desperdiciados, fraudes, o los costos no controlados de las drogas y dispositivos. En 1998, terminé una Maestría en Administración de empresas con una especialización en cuidado de salud. He mencionado en diferentes secciones, como la educación en gestión de logística ha contribuido en mi habilidad para crear procesos eficientes en el ataque cardíaco, y programas en varios países. A mi educación académica sobre salud, se agregó una experiencia personal de asistencia médica en docenas de países alrededor del mundo.

El cuidado de la salud degradado de "fantástico" a "sólido" es el resultado de este historial.

En lo referente al manejo del ataque cardíaco, creo enfáticamente que un sistema de ambulancia confiable es la clave para salvar vidas de un ataque al corazón. Debes involucrarte junto a tu comunidad y demandar una excelente atención de ambulancia. En casi todos los casos que he citado en el libro, reconocerás de forma inmediata la contribución de los paramédicos en salvar vidas. Un excelente sistema de ambulancia con paramédicos bien entrenados, es una de las más distintivas características que influyen en una sociedad progresiva. Piensa cuánto tiempo pasaste buscando información sobre colegios en la comunidad donde querías vivir o mudarte, sabiendo que los precios de las casas son más altos en mejores distritos escolares. Pregúntate a ti mismo, ¿alguna vez has pensado en conocer la importancia de los sistemas de ambulancia?, ¿no son igualmente importantes? No existe un sistema de calificación para las ambulancias o paramédicos. Por supuesto, hay considerables variaciones en nuestros sistemas de ambulancia. Este es un campo que se ha mantenido en gran desconocimiento por el dominio público. La calidad del servicio en hospitales individuales no ha sido clasificada. Estos son nuevos conceptos, pero ¿no son importantes? El resultado de una entidad donde tienes las mayores probabilidades de fallecer dependerá de la calidad de tu sistema de ambulancia. Asimismo, se necesita un desbloqueo legislativo, para que el servicio médico de emergencia pueda transportar directamente al paciente que sufre un ataque cardiaco a un centro primario de ICP. Esto también depende directamente de un equipo con un buen rendimiento profesional, encargado del paciente con un infarto de miocardio con elevación del segmento ST, al igual que del cardiólogo intervencionista en el centro primario de ICP.

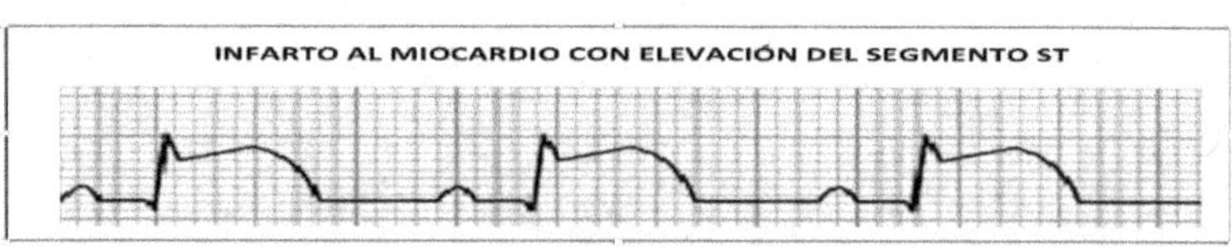

Entonces, sí, la mayoría de nosotros puede alterar las estadísticas sobre las escuelas públicas en nuestros distritos, pero los aspectos críticos que pueden salvarnos de los ataques cardíacos nunca han sido discutidos. Espero haberlos despertados con estas inquietantes preguntas sobre el cuidado disponible en tu comunidad. Estos son pensamientos novedosos y como sociedad progresista, deberíamos estar a cargo de investigar estos temas importantes y seguir siendo proactivos. Hay una base científica sólida para estas deliberaciones.

¡El momento de actuar es ahora!

Un colega, quien se graduó conmigo en la India, me escribió algunos meses después de mi 12º Simposio Global de Lumen en Nueva Delhi, India. Fue un largo correo electrónico, la oración relevante era "Ahora entiendo completamente tu mensaje en la reunión y lo que sigues enfatizando sobre salvar vidas de un ataque al corazón". ¡Acababa de perder su amado hermano de un ataque al corazón mal manejado!

Es hora de explorar aspectos específicos sobre la atención de ambulancia en tu comunidad y detalles sobre el programa de infarto de miocardio con elevación del segmento ST en tu hospital local. Estas consultas tienen como objetivo mejorar estos servicios.

Este sistema de ambulancia está lejos de ser el mejor del mundo. Los países escandinavos, Francia e incluso el Reino Unido, podrían tener mejores servicios de ambulancia. Sin embargo, esta comparación no es científica, ya que, es mucho más fácil de proporcionar sistemas de ambulancias inteligentes a países pequeños. Aunque, me horroriza ver los escasos servicios de ambulancia en varios países llamados "avanzados". Estos son incapaces de realizar un ECG o carecen de telemetría (capacidad de monitorear continuamente el ritmo del corazón), una capacidad esencial y absoluta cuando se transporta a un paciente con un ataque cardíaco. En otras partes del mundo, las ambulancias son simplemente "taxis médicos". Incluso al proporcionar este servicio, a menudo tienen un conflicto de intereses en llevar a los pacientes, a los hospitales que han financiado sus propias operaciones.

Otro fenómeno angustiante referente al servicio de ambulancia es visto en varios hospitales de Asia, África y América del Sur donde las ambulancias son propiedad de los hospitales. Con esta estructura, los pacientes llaman directamente al hospital que despacha su propia ambulancia para ser llevados al mismo. Esto puede ser extremadamente efectivo, considerando la falta de servicios centralizados de ambulancias. Algunos hospitales, pueden enviar un médico con la ambulancia siendo esto, absolutamente fantástico. Sin embargo, este sistema no es práctico ya que tales ambulancias hacen dos viajes, a menudo en un tráfico pesado, donde un viaje es para recoger al paciente, y el otro es para transportarlo al hospital. Según mi experiencia a pesar de tantas deficiencias, califiqué como sólida nuestra atención médica. También creo que los Estados Unidos tienen una excelente estructura de ambulancia con paramédicos capacitados.

Un inteligente y centralizado sistema de ambulancia, es un requisito absoluto en el abordaje de un ataque al corazón. En mis conferencias en numerosos países sobre el tratamiento del ataque cardíaco, he destacado la necesidad de mejorar los sistemas de ambulancia. Incluso he llegado a llamar a una ambulancia, "el centro de manejo de ataque al corazón".

El tratamiento de un paciente con un ataque cardíaco debe comenzar en la ambulancia, y posiblemente en el hogar, como lo demostró Grace tratando a "El Contador".

En una ambulancia, un ataque cardíaco puede ser diagnosticado, transmitir el ECG, estabilizar el paciente, manejar complicaciones mortales, iniciar medicamentos y educar al paciente. ¿No mereces saber que esto está ocurriendo en tu comunidad?

Como nación, debemos continuar invirtiendo más en mejorar la disponibilidad y desempeño de nuestro sistema de ambulancia. También debemos invertir en la capacitación y entrenamiento de nuestros paramédicos. Al hacerlo, mejoraríamos dramáticamente nuestra atención médica. Específicamente, además del manejo del ataque al corazón, esto ayuda enormemente en el manejo de los accidentes cerebrovasculares, que tiene numerosas correlaciones con el tratamiento urgente de ataques al corazón.

El preámbulo de Víctor y Grace fue un ejercicio necesario para educarte sobre la gestión de tu posible ataque cardíaco. Volvamos a Víctor, el contador, los paramédicos acababan de realizar el ECG.
Demuestra que Grace tenía razón, ¡Víctor estaba teniendo un masivo ataque cardíaco!

En términos médicos, un infarto de miocardio es el término científico de un ataque al corazón. Esto implica daño y muerte del músculo cardíaco como resultado de la oclusión de una de las tres arterias coronarias que suministran sangre al corazón. Estas arterias, llamadas coronarias están presentes en la superficie del corazón, estando compuestas por la arteria coronaria izquierda y derecha. La arteria coronaria izquierda nace como el mayor vaso, esta se divide en la arteria descendente anterior izquierda y la arteria circunfleja izquierda.

La arteria coronaria derecha es un solo vaso, abastece las partes posterior e inferior del corazón. La mayoría de los ataques al corazón son igualmente distribuidos entre las arterias coronarias descendente anterior izquierda y derecha. La oclusión de la circunfleja izquierda es menos frecuente. Pacientes que presentan oclusiones de la arteria coronaria izquierda anterior descendente o derecha, se presentarán de manera diferente. La arteria ocluida se distingue fácilmente en el ECG. Un buen médico no solo es capaz de diagnosticar un ataque al corazón, pero también podrá diagnosticar la localización del músculo cardíaco afectado.

La arteria descendente anterior izquierda es a menudo llamada el "fabricante de viudas", ya que implica un gran daño al músculo cardíaco. "El contador" estaba teniendo este tipo de infarto de miocardio.

Inmediatamente después de ver la gran elevación del segmento ST en el ECG, los paramédicos sabían que esto sería grave.

"El contador", Víctor, no tenía antecedentes médicos significativos, excepto esofagitis debido al reflujo. Pero como demostró el ECG, esto no era una enfermedad por reflujo. No había duda. Grace informó a los paramédicos que le había dado aspirina y nitroglicerina a Víctor. En mis conversaciones con Grace esa mañana, me comentaba que los paramédicos le había manifestado que la administración de nitroglicerina podría haber causado una caída en la presión arterial.

Dejando de lado la nitroglicerina, los paramédicos entendieron claramente el fantástico papel que Grace había jugado. Estaban asombrados por su diagnóstico y el pensamiento claro que demostró al administrar la aspirina, controlar la presión arterial y llamar de inmediato al 911, pero el trabajo de Grace no había terminado.

A Grace no le permitieron viajar con Victor. Ella preguntó a dónde iría la ambulancia, los paramédicos le informaron, al Hospital comunitario Coral, casualmente este centro era donde su padre había practicado medicina durante 40 años y fue jefe de personal. Ella sabía que este hospital era pequeño, manifestando que este lugar no era el adecuado para Víctor, quien claramente estaba en peligro de muerte. Ella confronto a los paramédicos, preguntando porque Víctor no sería transportado al Centro Médico Bayside. Grace tenía conocimiento sobre la angioplastia, pero no tenía idea de cómo ésta salvaría la vida de su esposo. Esto sucedió alrededor de 10 años atrás, por lo cual no había mucho conocimiento sobre los centros primarios de ICP. No sé exactamente lo que ocurrió. Mi conclusión, es que los paramédicos de inmediato reconocieron que la decisión correcta era proceder rápidamente al Centro Médico Bayside.

Si Víctor vive hoy, es por la actuación brillante de Grace y por la claridad con que ella pensó y actuó en medio de esta horrible emergencia. No estoy sugiriendo en lo absoluto confrontaciones con el servicio médico de emergencia, de hecho, hoy en día no es el caso, en la mayoría de este tipo de emergencias, los paramédicos procederán al centro primario de ICP. Sin embargo, esto no es una garantía y creo que un paciente educado sobre este tema puede llegar a hacer esta petición a los paramédicos. Con pocas dudas, puedo afirmar que un paciente con un ataque cardíaco tendrá mejores resultados en un hospital primario de ICP. En hospitales más pequeños, la terapia más probable hubiera sido el uso de un agente trombolítico o el eliminador de coágulos.

El médico de la sala de emergencia del Hospital Comunitario Coral habría transferido al paciente al Centro Médico Bayside, produciendo retrasos. Estos, son perjudiciales para el paciente con un ataque cardíaco, siendo una carrera contra el tiempo. Cada minuto cuenta, tanto para la supervivencia como para la preservación del músculo cardíaco.

En este libro aprenderás como la trombólisis todavía se usa en varios hospitales del país y cómo nos alejamos rápidamente de su uso. Las drogas trombolíticas fueron una gran revolución en cardiología hace unas décadas y cambiaron completamente el manejo de los ataques cardíacos, marcando el comienzo de una revolución. Las tasas de mortalidad se redujeron y existían agentes que podían disolver de forma rápida el coágulo, manteniendo el vaso abierto. Esto modernizó el tratamiento de los ataques cardíacos en todo el mundo.

Hoy en día, con la atención primaria de ICP y los cortos tiempos puerta-balón, se está produciendo una transformación similar, beneficiándose de las lecciones aprendidas del uso de trombolíticos.

La terapia trombolítica se comparó con la atención primaria de ICP en grandes ensayos clínicos, los resultados fueron asombrosos. La ICP reduce posibilidades de muerte, accidentes cerebrovasculares y recurrencia de un ataque cardíaco. También redujo las probabilidades de sangrado, que son la mayor complicación de la terapia trombolítica. El sangrado puede incluso ocurrir en el cerebro y ser fatal. Cuando era residente médico en la ciudad de Nueva York, en 1984, la terapia trombolítica apenas comenzaba. Nuestro segundo paciente fue un vicepresidente de un banco importante. Llegó a la sala de emergencias con un ataque cardíaco masivo e hizo una "mágica" recuperación con el agente trombolítico. Trágicamente, esa misma noche, murió de un sangrado intracraneal masivo.

El cambio de la terapia trombolítica a la atención primaria de ICP puede ser ejemplo del aprendizaje basada en la experiencia británica. Hace diez años, casi el 90% de los pacientes en el Reino Unido fueron tratados con terapia trombolítica. Hoy en día, casi el 99% son tratados con ICP primaria. Estos números son casi tan impresionantes para nuestro país, donde tuvimos mayores desafíos debido a que este país tiene una población cinco veces mayor.

Hoy en día, existen dos situaciones en las que se utiliza la terapia trombolítica. 1) En los casos donde hay más de 60 minutos de retraso para llegar a un hospital; 2) No hay ICP disponible (sucede en los países en vía de desarrollo). Otro inconveniente importante se relaciona con la ventana de tiempo, donde los trombolíticos son capaces de actuar. Es mucho más corto para la ICP. Por lo tanto, los países más pobres se enfrentan a un doble dilema, no disponibilidad de ICP, además de una infraestructura deficiente, haciendo la terapia trombolítica menos efectiva.

¿Cómo se relaciona todo esto con Grace y Víctor? Estos eventos en el pequeño Hospital Comunitario Coral hubieran sido totalmente diferentes al de las instalaciones de ICP del Centro Médico de Bayside. Examinemos de cerca los acontecimientos. Les pido leer cuidadosamente para poder entender este escenario y evitar quedar atrapados. En el pequeño hospital comunitario, primero se haría la evaluación del paciente, registro y verificación del seguro. Se realizaría otro ECG y un análisis de sangre. Llamar al cardiólogo de guardia. A menudo, toma tiempo que el cardiólogo devuelva la llamada. ¿Cuánto tiempo crees que toman estos eventos? Una buena conjetura sería 60 minutos hasta este punto. ¿Estos 60 minutos aumentan la probabilidad de muerte?, ¿existe la posibilidad de daño permanente y de por vida al músculo cardíaco por la demora en restaurar el flujo sanguíneo a la arteria coronaria? Ahora sabes que la respuesta a ambas preguntas es un rotundo "Sí". Con cada precioso minuto que se pierde, hay una mayor probabilidad de muerte y daño al músculo cardíaco.

Estoy seguro de que esta realidad ahora te está afectando y que entiendes lo crítico de terminar en un hospital pequeño teniendo un ataque cardiaco. Hace una década esto no importaría; la única opción era la terapia trombolítica. El tratamiento más efectivo hoy en día es la realización urgente de la ICP primaria. Debes saber esto y terminar en un hospital primario de ICP. Esto fue lo que le sucedió a Víctor porque Grace fue inteligente.

Esta discusión también ilustra otro punto de importancia. No debes autotransportarte durante un ataque al corazón. Nunca. Incluso, así sea un viaje corto. Los paramédicos serán capaces de diagnosticar, manejar complicaciones y llevarte al hospital de atención primaria de ICP. Esta es tu mejor oportunidad de sobrevivir. Ha sido una batalla legislativa en varias comunidades asegurando que el paciente con un ataque cardíaco debe acudir a un hospital primario de ICP. Esta ventaja se pierde si tienes a alguien que te transporte al hospital más cercano. En el 2019, ¿Cuáles son los dos mejores pasos para salvar tu vida de un ataque al corazón?

\- LLAMAR AL 911 Y TOMAR ASPIRINA.

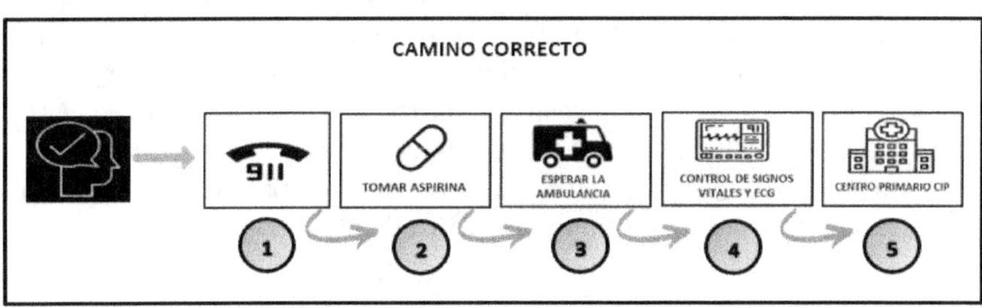

Solo piensa lo fácil que fue para Grace caer en la trampa de ir al Hospital Comunitario Coral. ¡Que estaba a solo unas cuadras de distancia! En lugar de llamar al 911, podría haber optado por conducir a ese hospital. No hay manera de predecir el resultado en el hospital comunitario, excepto que habría sido inferior a ir directamente al hospital de atención primaria de ICP. Por supuesto, es posible que la demora en llegar al centro de ICP hubiera sido catastrófico. ¡Víctor pudo haber muerto!

Hubiera perdido unos 60 minutos en el hospital pequeño, la mayor parte de estos en asuntos tontos como registro y verificación de seguro. Se pueden esperar más retrasos dependiendo de la decisión de transferir al paciente o de administrar terapia trombolítica.

No debo hacer comentarios despectivos sobre los pequeños hospitales comunitarios. Muchos de ellos son excelentes y brindan un servicio fantástico. Pero en el 2019, no son el lugar correcto para atender un ataque al corazón. Déjame proporcionarte más información sobre los eventos probables que podrían haber sucedido si Víctor hubiera terminado en el Hospital comunitario Coral. Los médicos de la sala de emergencias deben de tomar una decisión difícil, ya sea iniciar terapia trombolítica o transferir al paciente al Centro Médico Bayside. En el pequeño hospital comunitario, ambas son opciones son correctas. Hoy en día, la opción más probable sería la transferencia del paciente, como parte del protocolo de tratamiento del paciente con infarto de miocardio. Al igual esto implicaría retrasos. ¿Ahora si estas entendiendo?, ¿estás mejor preparado para tu ataque al corazón?, ¿y para sobrevivir?

Examinaremos dos posibles vías del hospital Comunitario Coral, para que pueda entender completamente algunos puntos de decisión y problemas relevantes.

En el primer escenario, recibirías terapia trombolítica. Lo más probable es que te administrarán Tenecteplasa, un excelente agente trombolítico de tercera generación. Es conocido por tener la tasa más alta de recanalización en la arteria bloqueada. Esto ocurriría en alrededor del 80% de los casos. Si expande la arteria, habrá un alivio inmediato en el dolor de pecho y el ECG mejoraría. Aproximadamente el 20% de las situaciones en las que no expande la arteria, el paciente necesitaría una angioplastia de urgencia. Esto hace una situación muy complicada. La estrategia actual es administrar el agente trombolítico y transferirlo al hospital primario de ICP. Llamamos a esto una estrategia fármaco invasiva. Casi todos los pacientes que reciben terapia trombolítica requieren un procedimiento de cateterización cardíaca adicional la cual es similar en técnica a una angioplastia, es la simple visualización de la arteria coronaria en busca de bloqueos.

En casi el 80-90% de los casos, se requiere angioplastia después de la terapia trombolítica. ¿Estás impactado? Seguramente. ¿Por qué deberíamos terminar en un hospital pequeño?, ¿cómo se podría evitar esta opción trombolítica como tratamiento? Simplemente llamando al 911, en vez de conducir a un hospital pequeño, aunque sea cercano. He intentado no asustarte más con los detalles, pero existen otras complicaciones, como sangrado con el agente trombolítico o peores noticias, alrededor del 30% de las arterias que inicialmente se abren con el fármaco, terminan ocluyéndose otra vez dentro de las próximas 24 horas.

¡Imagina la horrible situación en países pobres! Al tener un infarto, arriesgan sus vidas auto-transportándose. Incluso en hospitales importantes hay retrasos al recibir tratamientos, que a menudo es trombolítico. Este tipo de tratamiento es el que se recibe en la mayoría de los países pobres. Ahora entiendes por qué digo, "el manejo de tu ataque al corazón dependerá de tu código postal". Debería ser natural sentirse asustado, al imaginarte teniendo un ataque al corazón cuando viajas fuera del país o mientras te relajas en un crucero. Estas son preguntas relevantes.

Examinemos el segundo escenario en el pequeño hospital comunitario. El médico de emergencia es inteligente, el Hospital de ICP no está lejos (el requisito es un tiempo de conducción <60 minutos), y ha decidido transferirte a éste. Con suerte, habrá una ambulancia inmediatamente disponible. A veces, no es el caso. A menudo hay retrasos, ya que esta es una prioridad menor a un trauma. Por las razones que sean, casi siempre hay retrasos en la transferencia del paciente con ataque cardíaco de un hospital a otro. El tiempo de respuesta es más lento en un paciente que está sufriendo un ataque cardíaco. Todos estos retrasos te harán daño, a largo y corto plazo. La eficiencia ha mejorado, los pacientes que son transferidos a ICP a menudo evaden la sala de emergencia. Pero igualmente existe una enorme variabilidad en esta situación.

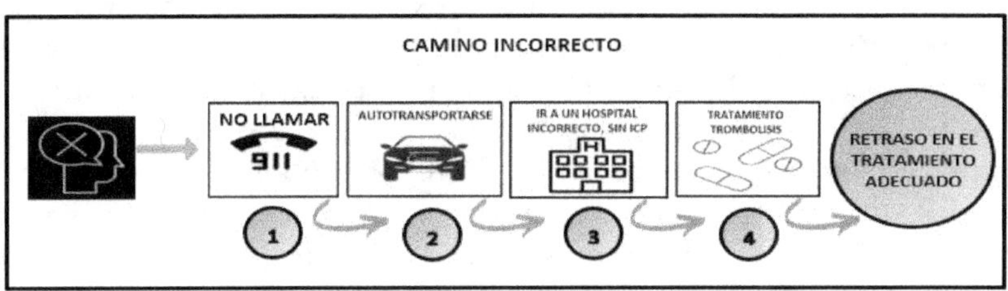

Revisemos algunos de estos detalles importantes para garantizar tu completa comprensión. Si sufres un ataque cardíaco y terminas en un hospital que no tenga instalaciones para ICP, obtendrás terapia trombolítica, o serás transferido. Ambas opciones no son mejores si comparamos poder llegar directamente al hospital primario de ICP. Es tan simple como esto. Imagina los minuciosos detalles mientras programas tu jubilación con un planificador financiero. Si te equivocas un poco, te costará. Quizás terminarás tomando un crucero con la compañía Carnival en lugar de Princess, la que usted realmente quería. ¿Es esto realmente un gran problema? En el esquema más amplio de las cosas, es trivial. Déjame mostrarte un problema de importancia, si tienes un ataque al corazón y terminas en un hospital pequeño podrías morir. Usted podría tener complicaciones como sangrado o ninguna. Si tienes suerte y sobrevives, probablemente habrá daño en tu músculo cardíaco. No podrás jugar tenis toda tu vida o subir dos tramos de escaleras. Siendo esto un gran problema.

¿Te sientes contento de haber comprado este libro?

Es una pena que estos temas no se discutan en foros públicos ¿Por qué he revelado todos estos misterios?, ¿este tema no es tan importante como planificar tu jubilación y la educación de tus hijos? Espero que puedas apreciar la selección del título del libro. Te puedo asegurar que será aún más conmovedor en los siguientes capítulos. Debes prever la eventualidad de un infarto. De los cientos de pacientes que he tratado en casi 15 años, ninguno pensó que podría tener un ataque al corazón. ¿Qué te hace inmune?

Quiero retomar la verdadera historia extraordinaria de Grace, y cómo su ingenio salvó la vida de su esposo. Los paramédicos le informaron que se dirigían al Centro médico Bayside y que, si deseaba, podría seguir a la ambulancia.

Víctor estaba en un cubículo en la sala de emergencias cuando Grace llegó. Él ya tenía puesta la bata del hospital y la enfermera le había explicado sobre la angioplastia. Necesitaba firmar el formulario de consentimiento antes de que se le administrara morfina para el dolor en el pecho. Los paramédicos ya le habían dicho a Víctor que tendría una angioplastia. Grace y Víctor discutieron brevemente las opciones, Víctor firmó rápidamente el consentimiento. No había duda en sus mentes, esta era la mejor opción.

Mi beeper sonó a las 5:47 a.m, aproximadamente un minuto después de que el médico de la sala de emergencias hubiera visto el ECG de Víctor. El centro médico de Bayside está ubicado muy cerca de mi casa, por lo cual no había prisa. No obstante, había llegado antes que el equipo de guardia a la sala de cateterismo. Esto provocó un mayor sentido de urgencia en el personal. El médico de la sala de emergencias había descrito con mucha precisión el ECG, así como la presentación del paciente. Víctor se veía mal, exactamente como un paciente teniendo un ataque cardíaco masivo que involucra la arteria coronaria izquierda descendente anterior. Esta es una arteria que suministra gran parte del músculo cardiaco, que en ese momento estaba en peligro. El equipo de guardia había respondido con prontitud, y rápidamente prepararon a Víctor para el procedimiento. Comencé rápidamente identificando las tres arterias coronarias primarias. En este primer paso, la angiografía coronaria precede a la angioplastia coronaria. Implica la visualización de estas arterias con un tinte que muestra el llenado de estos vasos sanguíneos. Se utilizan dos catéteres para canalizar la arteria coronaria izquierda y la arteria coronaria derecha.

La angiografía coronaria de Víctor mostró normalidad en la arteria coronaria izquierda y la arteria circunfleja izquierda, con una oclusión del 100% de la arteria descendente anterior izquierda. La arteria coronaria derecha estaba completamente normal. Fue una decisión precisa desbloquear esta arteria y colocar un stent en el sitio de la oclusión. Se necesitaba hacer con urgencia.

Por más difícil que parezca, esta situación fue mucho más fácil que la angioplastia que se necesitaba para salvar la vida de Carlos. Sus circunstancias eran mucho más desafiantes y todo el procedimiento se había realizado en un corazón que había dejado de latir.

Este avance es una pequeña guía para cruzar la arteria coronaria descendente anterior izquierda bloqueada. Después de esto, utilicé un catéter de extracción para aspirar el coágulo sanguíneo de gran tamaño. Este procedimiento inmediatamente restauró el flujo al vaso ocluido. Víctor sintió alivio de forma inmediata. El dolor en el pecho había desaparecido. Luego coloqué un stent coronario grande, cubierto de medicamento, en el sitio del bloqueo. Este vaso estaba como nuevo.

Esta completa restauración del flujo de la arteria descendente anterior izquierda ocluida, médicamente representa el cese del ataque cardíaco. Tan pronto como la sangre fue hacia el músculo cardíaco, las células recibieron oxígeno y se recuperaron con normalidad. Víctor tuvo un alivio absoluto y completo del dolor de pecho. Su músculo cardíaco era normal. Todo el equipo de la ingle derecha fue retirado en el laboratorio de cateterismo después del procedimiento. A las 3 de la tarde, ya estaba fuera de la cama y caminando. Como siempre he hecho en mi práctica, por más de 25 años, inmediatamente fui a hablar con los familiares del paciente después del procedimiento. Fue cuando conocí a Grace. Ella me comento que me había visto correr hacia el laboratorio de cateterismo hace unos 20 minutos y había sospechado que era el cardiólogo intervencionista. Estaba intrigado y le pregunté cómo sabía que yo era el doctor, ya que estaba apresurado y sin mi bata blanca. Ella respondió instantáneamente que su padre fue doctor, que había visto muchos médicos, ¡Así que ella sabe cuándo ve a uno! Le dije, Víctor se encuentra bien, fue una intervención exitosa. Sin embargo, sufrió un gran ataque al corazón. Además de informar sobre la colocación del stent en la arteria ocluida y que no se veía ningún signo de daño en el músculo cardíaco. Según los hallazgos de la arteria tratada y el músculo cardíaco normal, le dije a Grace que esperaba la pronta recuperación de Víctor.

Después le pedí que me contara lo que había pasado esa mañana. En el laboratorio de cateterismo, mientras realizamos el procedimiento, sedamos ligeramente al paciente. No se requiere una sedación profunda, ya que el cardiólogo puede requerir que el paciente respire profundamente o tosa. En su ligero estado de sedación, Víctor había mencionado acerca de la aspirina y nitroglicerina que su esposa le había dado. Tenía curiosidad de lo que había hecho Grace, y cómo había reaccionado cuando Víctor se quejó por primera vez.

Por favor lee bien el siguiente párrafo ya que podría salvar tu vida.

Grace mencionó no haber tenido ninguna duda en su mente de que

Víctor estaba teniendo un ataque al corazón, ella me contó sobre el reflujo y el Gaviscon. Le pregunté entonces, "¿por qué estabas tan segura de que era un ataque al corazón?, ¿habías visto un ataque al corazón antes?" Grace respondió, "Víctor estaba frío, pálido, quejándose de una opresión severa en la mitad de su pecho y estaba sudando profusamente". Con curiosidad, me preguntó "¿Qué otra cosa podría ser? Tenía que ser un ataque al corazón".

Esta fue una revelación sorprendente de parte del familiar de un paciente. ¡Cómo deseo más pacientes que pudieran reaccionar de esta manera! Demostrando intelecto y una acción rápida en medio de una catástrofe.

Compara a Grace con Ana, la esposa de Carlos. Estaba torpe e incoherente; ella le pidió a su hermano que fuera a la sala de emergencias, pero olvidó decirle cual era el hospital. Grace fue realmente sorprendente. Entonces, ¿cuál es la lección aquí? Estaría más allá del alcance de este libro para poderte enseñar como debes conservar la calma ante la adversidad. Esto no es lo que estoy intentando aquí. Pero enseña a observar más de cerca y actuar de inmediato. Grace mostró una observación astuta, pensamiento claro y una ejecución rápida. En los próximos capítulos, mencionaré como la abnegación crea barreras evitando reconocer de forma inmediata los síntomas. Esto puede suceder más al paciente, tal vez, el ser querido está menos afectado, aunque existe gran variabilidad sobre esta observación.

El mensaje claro de este caso sería tanto el paciente como los familiares son importantes contribuyentes en salvar la vida de un ataque al corazón. Existe un gran avance en el manejo del infarto de miocardio con elevación del segmento ST después de la llamada al 911, pero tenemos un camino largo por recorrer para que el paciente entienda la importancia y necesidad de hacer esta llamada.

Como describió Grace, la condición de Víctor era una presentación absolutamente clásica de un ataque al corazón por las siguientes razones. Víctor tenía 63 años. Hay dos banderas rojas. Los ataques al corazón ocurren más en hombres cursando mediana edad. Un contador normalmente tendría un trabajo estresante. Aunque, esto fue en septiembre, más allá del frenético período de presentación de impuestos. No dudo que Víctor llevaba una vida estresante. El estrés, juega un papel importante en la causa de infartos cardíacos. Me ocuparé de este tema más adelante. Otro principal factor, Víctor había sido un empedernido fumador.

En los múltiples casos de ataques cardíacos los factores de riesgo se relacionan a las causas de este. Este tema se discute exhaustivamente en numerosas secciones del libro. Hay numerosos factores predisponentes que causan un infarto. Ya has evidenciados varios de ellos. Simplemente, hubo diversas razones por las que Víctor tuvo un ataque al corazón.

Múltiples razones para poder explicar, "¿Qué otra cosa podría ser?" Llámalo intelecto, lecturas previas o la intuición de una esposa. Grace perfeccionó esto con más precisión.

Fumar es un factor de riesgo muy importante. Los otros tres factores de riesgo principales restantes incluyen: presión arterial alta, diabetes y niveles altos de grasas, "lípidos" en la sangre. Más allá de estos importantes factores de riesgo, también existen algunos factores relativamente de menor importancia. Estos incluyen el sexo masculino, un historial familiar de enfermedad arterial coronaria y el estrés. Cada cierto tiempo, hay informes científicos de nuevos factores de riesgos contribuyentes, como la contaminación. Sin embargo, concentrémonos en los factores de riesgo comprobados.

Debes reflejar la vida de Víctor como si fuera tu propia vida, si eres tú, un lector masculino. Siéntate ahora mismo y por un momento haz un análisis rápido de esto. ¿Quién encaja con este patrón entre tus parientes masculinos inmediatos?, ¿podría ser tu hermano, tu padre o tu abuelo? Esta es una manera prudente de comenzar. Déjanos primero centrarnos en el más vulnerable, el sexo masculino. Estaré presentando pacientes femeninas posteriormente con gran detalle.

Para ilustrar al paciente más sensible y para ayudarte a identificar rápidamente quién podría estar en riesgo, primero seleccioné cuidadosamente dos pacientes masculinos.

Carlos y Víctor, que estaban teniendo un ataque al corazón, deberían ayudarte a identificar si un ser querido es una víctima potencial.

Entre estos factores de riesgo, creo que la diabetes es probablemente el mayor factor de riesgo maligno, debido a que es una enfermedad de por vida a pesar de su manejo. La diabetes es una enfermedad que afecta múltiples órganos, esta aumenta el depósito de grasa en varias arterias, incluyendo los vasos coronarios. Los cambios metabólicos que ocurren en la glucosa en pacientes diabéticos, afectan las terminaciones nerviosas. Debido a esto, los nervios están entumecidos por el dolor. Como resultado, los diabéticos a menudo no experimentan el mismo nivel de dolor en el pecho mientras están teniendo un ataque cardíaco. También sabemos que hay dos tipos de pacientes diabéticos, los que requieren insulina y los que se manejan con dieta y fármacos que no incluyen insulina. Los pacientes dependientes de insulina son los más graves, ya que a menudo desarrollan enfermedad coronaria en las etapas tardías de sus vidas. En mi evaluación de pacientes con dolor torácico, después de haber entendido la descripción de este dolor, procedí a indagar sobre la presencia de riesgo. Entre estos factores, primero pregunto sobre la presencia de diabetes, debido a la importante relación de este factor de riesgo, el cual es el más amenazador para la enfermedad arterial coronaria. Surge una dificultad cuando varios pacientes descubren por primera vez que son diabéticos en medio de la crisis, como un ataque al corazón. No es raro encontrar un paciente sufriendo un infarto quien no sabía que era diabético y descubre que tenía diabetes durante la hospitalización causada por el ataque cardíaco.

Independientemente, busco enfatizar la presencia de diabetes en cualquier paciente que se presente con dolor en el pecho.

El próximo factor de riesgo de importancia es fumar. La mayoría de los pacientes reportan este hábito; muchos dirán que fueron fumadores y abandonaron el hábito. Usualmente, puede que admitan tímidamente que ¡se dieron por vencidos la semana pasada! Fumar, el consumo continuo de la nicotina es una de las causas más potentes de la enfermedad arterial coronaria, a diferencia de la diabetes, puede ser eliminado por completo. Los fumadores que dejan este hábito durante un año pueden eliminar por completo el tabaquismo como factor de riesgo. Una de las tragedias en la gestión actual de la enfermedad arterial coronaria es que es extremadamente fácil para los pacientes regresar a sus estilos de vida negligentes. Hace 2 años, un ataque al corazón requería dos semanas de hospitalización. Este mayor tiempo de hospitalización, brindaba una oportunidad de reflexionar al paciente y su familia, sobre las recomendaciones indicadas para poder realizar un cambio de estilo de vida. Además de modificar los factores de riesgo. Mis pacientes con ataque cardíaco se van a casa al tercer día, otros en el segundo día. Es demasiado fácil para ellos haber sobrevivido. Su conciencia e intelecto no se despertaron bruscamente, y el precio de un ataque cardíaco, parece muy poco para renunciar a su indulgencia de fumar.

Uno de mis recuerdos más tristes como cardiólogo intervencionista fue un paciente del cual me hice cargo de su cuidado por dos décadas. Lo recuerdo vívidamente después de tanto tiempo. Esos días, mi vida era de un cardiólogo intervencionista ocupado que realizaba numerosas angioplastias complejas cada día. Esa mañana, había atendido a un caballero de mediana edad cuyo procedimiento fue extremadamente difícil. Tenía amputaciones en las piernas, por lo cual fue un procedimiento muy difícil de realizar desde el brazo, durante el cual tuve que navegar con múltiples catéteres a través de las tortuosas arterias coronarias. El paciente se había sometido previamente a una cirugía de bypass, terminé colocando stents en un injerto de bypass anterior. Más tarde, esa misma noche, mientras caminaba al estacionamiento del hospital, vi al mismo paciente en una silla de ruedas, fumando.

Nuestro país ha logrado avances en la reducción de las tasas de consumo de tabaco, ésta a su vez ha disminuido las enfermedades del corazón. Sin embargo, podemos hacer más. Las tasas de tabaquismo en adolescentes y mujeres son muy altas.

Me gustaría compartir una observación personal, creo, me hizo mejor doctor. Entre 1999 y 2000, cuando fui presidente de la Asociación Americana del Corazón en el sur de la Florida, hablé mucho con el público sobre las enfermedades del corazón. Para la junta de la Asociación Americana del Corazón la cual se reunía cada mes, creé la asociación Mehta minuto médico (Mehta medical minute), donde se discutieron temas relacionados con la prevención de enfermedades del corazón. Esto fue una disciplina diferente en comparación a la realización de angioplastias. Pero esta tendencia como cardiólogo, de discutir la prevención, claramente elevó mi intelecto y contribuyó enormemente en mi desarrollo de una perspectiva más madura y equilibrada, sobre las enfermedades del corazón. Sinceramente, comparto estos conocimientos contigo, en mi humilde esfuerzo de poder ayudarte.

Dejar de fumar es de suma importancia. En particular, después de la angioplastia, es parte del tratamiento de un ataque al corazón. El papel del asesoramiento, los sustitutos de la nicotina, y otras formas de terapia es crucial. Dejar de fumar es un requisito absoluto. A veces, me gustaría que hubiera más multas por parte de los seguros hacia los fumadores. Por supuesto, esto es difícil de implementar, y también me recuerdo a mí mismo, en mis esfuerzos de escritura, mantenerme alejado de la política. En cuanto a los pacientes con infarto que continúan fumando, es solo cuestión de cuándo recidiva la enfermedad, no cómo.

Grace recuerda un análisis de sangre de Víctor, mostró lípidos elevados en sangre, pero no tenía la presión arterial alta. Así que, aquí tenemos un hombre de mediana edad con una larga historia de tabaquismo. El dolor en el pecho en esta situación es altamente sugerente de un ataque al corazón.

Entonces, volviendo a Grace, "¿Qué otra cosa podría ser?"

La descripción del dolor torácico en la parte media del esternón con dificultad para respirar, sudoración, y palidez son presentaciones clásicas y absolutas.

Hay una característica más preocupante que estuvo presente en el ataque al corazón de Víctor. Sus síntomas ocurrieron en las primeras horas del día. Esta es otra ocurrencia común. Gran cantidad de los ataques cardíacos ocurren temprano en la mañana, por una variedad de razones. El mecanismo subyacente de un ataque cardíaco es un bloqueo total o casi total de una o más arterias coronarias, por la presencia de coágulos sanguíneos. A menudo, estos coágulos de sangre se depositan en las zonas grasas previamente ubicados en el interior de la arteria coronaria. Estas "placas" de grasas, resultan de los riesgos no mitigados durante años.

Una placa de grasa, que ha sido estable y ha aumentado de tamaño, tiene una capa protectora de tejido que la cubre. Debido a algunos factores precipitantes, este revestimiento protector se rompe. Esto puede ocurrir durante actividades físicas inusuales, preocupación, estrés, clima frío, fumar, y una serie de otras razones, aún mal entendidas. Una vez que esta barrera protectora se rompe, un paciente que anteriormente estaba estable de repente desarrolla síntomas severos. Este revestimiento roto, atrae el depósito de células sanguíneas, conocidas como plaquetas.

Tomemos un momento para entender las plaquetas, ya que contribuyen en gran medida al desarrollo de un ataque al corazón. Las plaquetas tienen tanto un efecto protector, como un efecto destructivo. Este último, es capaz de causar ataques al corazón. Las plaquetas son responsables del desarrollo de un coágulo protector que cura las heridas. En el caso de un ataque al corazón, el coágulo de sangre ocluye a la arteria coronaria previamente estrechada.

La razón por la cual la angioplastia es más eficaz que los destructores de coágulos, se debe a que trata tanto el coágulo de sangre como la placa de grasa. En contraste, los medicamentos que destruyen los coágulos solamente impactan el coágulo de sangre y no tienen efecto sobre los depósitos de grasa. Esta diferencia esencial, es la que ha impulsado las recomendaciones científicas, siendo la angioplastia, el tratamiento preferido para los ataques cardíacos.

Las plaquetas son más pegajosas en las primeras horas de la mañana. Además, una capa protectora rota proporciona una superficie expuesta, para que las plaquetas activas se depositen, y formen un coágulo de sangre rápidamente dentro de la arteria coronaria afectada. La actividad de las plaquetas y otros aspectos de la fisiología humana, también contribuyen a los ataques cardíacos en horas de la mañana. Cuando los pacientes se despiertan, tienen un aumento de la presión arterial y de la frecuencia cardíaca, lo que aumenta la posibilidad de un ataque cardíaco. Enfrentar los desafíos de los lunes por la mañana también es una clásica razón de estrés mental. El cuento clásico de una persona que tiene un ataque al corazón mientras palea la nieve en la mañana, es debido a la combinación de los efectos perjudiciales de la física, estrés mental y un clima frío.

Uno de los bloqueadores más potentes de la activación de las plaquetas es la aspirina, un medicamento simple. Este es un verdadero salvavidas. La historia de la aspirina es fascinante. Su uso se remonta a Hipócrates y los egipcios. En la edad moderna, Bayer fue un pionero en el desarrollo y la promoción de este medicamento. Un joven químico, trabajaba para Bayer, Dr. Félix Hoffman, es reconocido como el inventor de este maravilloso medicamento que trata la fiebre, el dolor y los ataques cardíacos. Este último beneficio se produce cuando la aspirina bloquea la función de las plaquetas en formar coágulos de sangre que conllevan a ataques cardíacos. El uso temprano de la aspirina en los ataques cardíacos está fuertemente respaldado por esta precisa razón.

La historia de Rosie O'Donnell y su supervivencia de un ataque al corazón, ha creado una enorme conciencia sobre los ataques cardíacos y los efectos preventivos de la aspirina. Rosie O'Donnell no estaba del todo consciente de lo que estaba sucediendo. Ella solo tenía dolor en sus bíceps, por los cuales tomó aspirina. Al día siguiente, vio a un cardiólogo y supo que una de sus arterias estaba bloqueada en un 99%, y había tenido un ataque al corazón.

Al contar la historia de Víctor, "el Contador", no fui yo, sino Grace, quien salvó su vida. Ella hizo esto de tres maneras obvias. En primer lugar, a través de su intelecto y educación, diagnosticó el problema con precisión. En segundo lugar, administró aspirina, el salvavidas. La tercera razón requiere más contemplación. En varios momentos durante la incomodidad de Víctor mientras tenía el ataque cardíaco, pudo haber continuado sus actividades. Esta es una ocurrencia muy común.

Algunos de los individuos más brillantes pueden llegar a convencerse a sí mismos de que "no tendré un ataque cardíaco". Muchos pacientes también sucumben a la tentación y continúan con sus actividades planeadas en lugar de buscar ayuda de inmediato.

¿Dónde queda la duda de que Víctor preferiría ver a los Marlins jugar contra los Rojos en vez de estar en una cama del hospital?

Grace puso fin a los planes de Víctor de ese día. Ambos habían hecho tres viajes agradables a Cincinnati para disfrutar del juego de pelota con sus amigos.

Los pacientes tienen maneras increíbles de mostrar aprecio por sus médicos. Unos meses después de la angioplastia, Víctor invitó a mi esposa y a mí al parque Gulfstream para disfrutar de las carreras de caballos. Esta no era una actividad que me agradaba, pero Grace prometió, "Disfrutaras de esta experiencia". Cuando entramos al parque, nos sorprendimos al ver a cientos de fanáticos gritando "¡Vamos, Dr. Mehta, vamos!"

Corriendo en el carril 8, era un buen potro, propiedad de Víctor y Grace, Víctor lo había nombrado "Dr. Mehta", en honor al médico que le salvó la vida de un ataque al corazón.

CAPÍTULO 5. LA VIDA COMO REGALO DE CUMPLEAÑOS

Si no hay caridad en su corazón, usted tiene la peor clase de problema del corazón.
Bob Hope

Nuestros dos hijos estaban en la ciudad. La familia Mehta iba a tener una maravillosa cena para celebrar el cumpleaños de mi esposa, Shoba. Fue el 13 de septiembre. Elegimos el exquisito Café Abbracci en Coral Gables, esperando una noche de relajación. Sin embargo, existía un problema, no pude cambiar mi turno de guardia, por lo cual cuando esto ocurría teníamos una norma. Esta fue una de las formas en que pude equilibrar mi vida personal con el trabajo. Esta norma incluía siempre tener un bolso en los tres carros, cada uno contenía un uniforme, zapatos de goma y calcetines. Además de esto, siempre tenía mis zapatos de trabajo, otro par de calcetines y las llaves del auto debajo de la silla ubicada en la sala de estar. Hasta el día de hoy, 15 años después, puedo contar con todo esto disponible, además de mi cartera, la identificación del hospital, el permiso de estacionamiento del hospital y la bata blanca en el asiento trasero de mi carro. Al igual que esa noche, cada vez que salimos a cenar o a encontrarnos con amigos, siempre íbamos en autos separados, en caso de que tuviera que salir corriendo debido a una emergencia.

Esto fue exactamente lo que sucedió ese día, arruinando otra celebración familiar. Lo peor de todo, la llamada fue precisamente en el momento en que Shoba estaba abriendo el regalo de cumpleaños que le había obsequiado con tanto cariño.

Ni mi esposa, ni nuestros hijos tuvieron alguna protesta, lo cual es muy importante para mí. Siempre he apreciado profundamente este apoyo familiar, siendo el principal sustento en mi vida profesional, permitiéndome ejercer durante más de 15 años. Después de que los niños se fueron a la universidad, mi esposa, que es ama de casa, a menudo me acompaña a uno de los cuatro hospitales de dónde recibo llamadas estando de guardia. Seleccioné estos hospitales basados en varios criterios, los cuales describiré posteriormente. Ella siempre mencionaba que lo hacía para hacerme compañía, pero sospecho que su razón principal era poder asegurarse de que yo condujera de manera segura.

Durante 15 años, Shoba me ha dicho las mismas dos oraciones cortas cada vez que salía corriendo a atender a un paciente, "Maneja con seguridad" y "Di tus oraciones".

Siempre he admitido abiertamente que, conducir rápido por emergencias de pacientes con infartos a las 3:00 AM, es mucho más difícil que el propio procedimiento.

Mi historial de manejo durante los primeros cinco años de trabajo estando de guardia fue pésimo, interrumpido por infracciones y accidentes por exceso de velocidad. Podría dedicar un libro completo sobre estos inconvenientes. La buena noticia es que con el pasar del tiempo disminuí (desafortunadamente, no elimine) las multas de tránsito y los accidentes en los últimos años.

A mi familia, le debo mi aprecio de por vida, por ajustarse a las repetidas y frecuentes interrupciones de nuestra cordura y orden familiar. Casi todas las actividades familiares, ya sean compromisos sociales, graduaciones de los niños, eventos festivos y por supuesto sus cumpleaños, se vieron interrumpidos por la llamada de un paciente con ataque cardíaco, como en este caso.

También había aprendido algo sorprendente durante estos años. Un nuevo procedimiento en un paciente con infarto de miocardio era como una cita a ciegas, no había manera de predecir con quién o a qué me enfrentaría. A menudo, era un procedimiento simple que habría aceptado gustosamente con humildad. Otras veces, podría haber sido un paciente de 400 lb (180 kg), en el cual el acceso a las arterias se convertía en un desafío monumental. Particularmente, mientras se obtuviera un tiempo puerta-balón exitoso, siempre sería beneficioso para el paciente. Este tiempo podría haberse afectado debido a un sin fin de desafíos, tales como retrasos por parte de miembros del equipo, fallas con los instrumentos, retrasos en la sala de emergencias, y cientos de variables que complican el procedimiento.

En 15 años, no hubo dos procedimientos iguales.
Creé un hábito que implementaba para las "citas a ciegas", consistía en entrar inmediatamente al automóvil y comenzar a conducir al hospital. Este fue el único evento que podía controlar, debido a que no tenía absolutamente ningún control sobre el tráfico o los desafíos que mencioné anteriormente. Esta costumbre de saltar al auto tan pronto como podía, contribuyó a mi salud mental, dándome la resistencia necesaria para mantener la práctica de una profesión castigadora.

Esa noche iba camino a un gran desafío. Casi todos los trucos de mi oficio debían ejecutarse de manera rápida y precisa.

Aceleré mi automóvil y llegué al Centro Médico de Bayside en aproximadamente 8 minutos. Nunca cenamos a más de 10 minutos del hospital donde estaba de guardia.

El Sr. Pedro Hernández, de 75 años, había acudido a la sala de emergencias con un ataque cardíaco masivo y un paro cardíaco. Su presentación fue casi tan dramática como la de Carlos, la diferencia real era que el Sr. Hernández era mayor, en comparación al joven Carlos.

Estaba seguro de que la familia Hernández esperaba lo peor y habrían aceptado la pérdida de su ser querido.

Con Carlos, de 48 años, la situación fue totalmente diferente.

La única similitud entre los dos pacientes fue que ambos tuvieron un paro cardíaco. Sus procedimientos fueron totalmente diferentes. Pedro estuvo despierto a pesar de la sedación y los fármacos usados para el dolor durante los tormentosos 30 minutos de intervención, además, tuvimos que reanimar a Pedro ¡18 veces!

A pesar del uso repetitivo de drogas poderosas que podían restaurar el ritmo cardíaco normal, su patrón se convirtió en uno muy peligroso, fibrilación ventricular (FV), el cual era capaz de poner fin a su vida. El tratamiento para esto es administrar una descarga eléctrica al corazón con un desfibrilador. Este fue también el ritmo maligno que vimos en Carlos. La fibrilación ventricular es la causa más común de muerte en pacientes con infarto. El propósito de colocar los desfibriladores externos automáticos en lugares públicos es poder usarlo en tales situaciones.

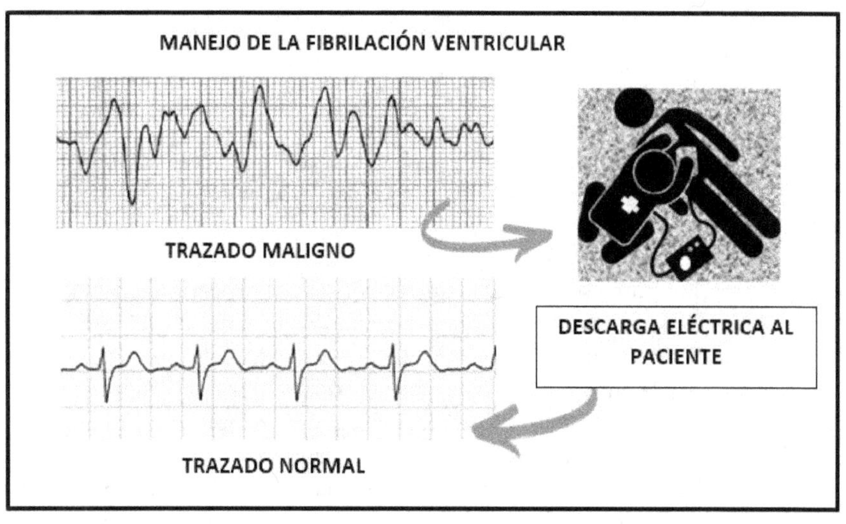

La característica surrealista de Pedro fue que estuvo alerta inmediatamente después de cada descarga, todo aturdido intentaba sentarse, a su vez nosotros tratando de detenerlo. Pedro fue sedado, pero, aun así, las descargas eléctricas acababan con este efecto. Entre los choques, estaba increíblemente lúcido. Esto fue muy inusual, pero me ayudó a completar este procedimiento audaz.

Al igual que a Carlos, acompañe a Pedro durante el corto traslado desde la sala de emergencias al laboratorio de cateterización, incluso durante este breve tránsito, fue reanimado tres veces. Una de las enfermeras había sido encargada de tener todo el tiempo en sus manos las palas del desfibrilador listas para reanimar a Pedro cuando lo necesitara. El procedimiento se hizo aún más complicado por numerosas razones. Cada vez que se administraba una descarga eléctrica al corazón de Pedro, todos debíamos alejarnos de la mesa; el paciente saltaba, por lo cual el equipo chocaba con la mesa, y tanto los catéteres como las jeringas, se desarmaban. Por supuesto, había suturado el catéter de acceso, pero los otros no se podían fijar con seguridad. No pudimos imponer restricciones físicas, ya que Pedro podría lesionarse las muñecas durante sus ataques violentos cuando salía del estado de shock.

Pedro había sido tratado con fármacos antiarrítmicos. También se habían corregido los desequilibrios electrolíticos. Pero la fibrilación ventricular provenía de otra fuente, una lesión crítica del tronco principal de la arteria coronaria izquierda.

Teniendo conocimiento sobre la anatomía coronaria del capítulo anterior ¨El Contador¨, pueden saber lo crítico que puede ser la oclusión de la arteria coronaria izquierda. Cuando esto ocurre, detiene el flujo a sus ramas, la arteria descendente anterior izquierda y la circunfleja izquierda. Dos de las tres ramas de la arteria principal están ocluidas, siendo esto una emergencia cardíaca catastrófica. Fue sorprendente como Pedro todavía estuviera vivo a pesar de tener una oclusión total de la arteria principal, vivía de la circulación de su arteria coronaria derecha que apenas era suficiente, resultando en una fibrilación ventricular recurrente.

El tratamiento en este caso es la cirugía, la cual consiste en realizar un bypass a ambas ramas ocluidas. Recientemente, la angioplastia requerida para poder tratar el conducto principal izquierdo se realiza en centros expertos con el fin de atender principalmente a pacientes que no pueden someterse a cirugía. Este tipo de procedimiento tiene muchas probabilidades de muerte cardíaca súbita, además de otras complicaciones.

Esto fue realizado al paciente en el 2005, cuando la colocación de un stent en el conducto principal izquierdo era poco frecuente. Instintivamente supe que el tratamiento correcto era la cirugía. Pero en esta situación precaria y potencialmente mortal, la cirugía simplemente no era una opción. Fue un milagro que Pedro aún estuviera vivo. Con cada descarga, la muerte del paciente parecía inminente. Una angioplastia de rescate fue la única opción y la tomé.

Utilicé un catéter especial para canular la arteria coronaria izquierda, teniendo en cuenta no causar más lesiones con el catéter si ocurría otra fibrilación ventricular. Esto lo hice rápidamente. Sin embargo, en los pocos minutos que tardé en colocar el stent en este vaso principal, el paciente necesitó ser resucitado 2 veces más.

En general, el procedimiento de angioplastia fue similar al de Carlos. Aunque las técnicas fueron algo diferentes, pude navegar con el alambre guía, a través de la oclusión de la arteria coronaria izquierda. Luego realicé un inflado del balón de pequeño tamaño, permitiendo el flujo a través del vaso. Este rápido inflado del balón a su vez acabó con el círculo vicioso de la fibrilación ventricular, ayudándome a visualizar mejor y a poder posicionar rápidamente el stent de mayor tamaño en el segmento enfermo de la arteria principal: la coronaria izquierda.

El milagro sucedió, el paciente hizo una recuperación fenomenal. A la mañana siguiente, estaba en compañía de sus nietos y caminaba con facilidad. Han pasado casi 11 años desde ese día, Pedro no ha tenido recurrencia del ritmo cardíaco anormal que amenazó su vida.

Durante la última década, un excelente cardiólogo clínico, el Dr. Shaykhar, le ha realizado pruebas de esfuerzo con regularidad para detectar cualquier signo de recurrencia. Hace unos años, Pedro manifestó un malestar leve en el pecho. Rápidamente realicé una angiografía coronaria para evaluar el stent colocado previamente en la arteria coronaria principal izquierda, el cual estaba en buen estado. Sin embargo, se encontró una nueva lesión en la arteria descendente anterior izquierda la cual fue tratada fácilmente con un stent adicional.

Religiosamente, cada 13 de septiembre, el hijo de Pedro me llama para expresar su gratitud, de parte de su padre, hermanos, nietos, y bisnietos.

A través del maravilloso procedimiento del ICP primario, el Sr. Pedro Hernández recibió ¡la vida como regalo de cumpleaños!

CAPÍTULO 6. EL BMW HA DESAPARECIDO

La vida es muy simple, pero insistimos en hacerla complicada.
Confucio

El 30 de octubre de 2010 fue un día extraordinario... por todas las razones equivocadas.

Durante el transcurso de ese día, hubo una fuerte tormenta en Miami la cual produjo lluvias torrenciales e inundaciones. Me encontraba de guardia en el hospital Gateway, a 15.3 millas de nuestra casa en Coconut Grove, Miami. Estaba cansado después de finalizar un largo procedimiento. Necesitaba descansar. Sin embargo, la sala de guardia no parecía atractiva, y pensé que lo mejor sería irme a casa. La decisión correcta hubiese sido quedarme en el hospital, pero decidí descansar en mi residencia. Desafortunadamente, esta no fue la única decisión incorrecta que tomé ese día.

Eran las 11:02 pm cuando recibí una llamada del hospital. Tenía un paciente masculino de 42 años, con un infarto de miocardio de pared anterior con elevación del segmento ST. Esto me hizo sentir extremadamente preocupado debido a que la tormenta estaba en su peor momento, y sabía que varias calles se inundarían. La decisión correcta debió ser, manejar mi Volkswagen Touareg, con una plataforma de motor alta, la cual hubiese sido la opción más segura. Además de esto, la identificación del hospital, los permisos de estacionamiento y la bata blanca, ya estaban dentro de este carro. Por alguna extraña razón, esa noche decidí cambiar de automóvil. Esta terrible decisión me ha atormentado por años y todavía me pregunto, ¿Qué contribuyó a esta falta de juicio? Creo que estaba preocupado por los frenos del viejo Touareg. Sentí que el nuevo BMW de Kabir, mi hijo, sería la opción más segura. (Este libro ha sido dedicado a él, por su influencia motivadora). Manejé con cautela acompañado de mi encantadora esposa. Afortunadamente, el tráfico era mínimo. Aunque, casi todas las carreteras, incluida la I-95, estaban inundadas. Conduje con mucho cuidado evitando áreas de agua estancada. Justo antes de entrar a la rampa de la I-95, el motor falló y el carro disminuyó de velocidad. Esto me pareció extraño, ya que era un auto nuevo.

Intenté no entrar en pánico, aun así, continuaba preocupado. Estaba a punto de llegar a la autopista rápida, donde la carretera estaría en mejores condiciones. Sin embargo, mis pensamientos se centraban en el paciente joven con el ataque cardiaco.

Lo que no sabía era que el BMW tiene una transmisión completamente eléctrica y una plataforma de motor muy baja, por ende, es más susceptible a entrar en contacto con agua en caso de inundaciones.

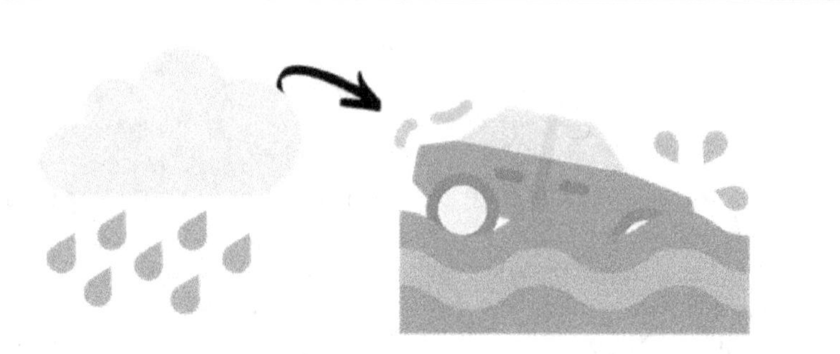

El auto funcionó perfectamente en la autopista. Conduje a alta velocidad, pero con precaución en el carril central, que para mí representaba la vía más segura. Llamé al hospital para obtener información actualizada del paciente, quien también estaba en camino a la sala de emergencias. La experiencia de años de trabajo me daba la seguridad para confiar en que superaría este nuevo desafío y salvaría la vida del paciente.

La vía que conduce al hospital es una pequeña calle fuera de la autopista. El hospital Gateway tiene dos edificios, ambos están ubicados en rampas elevadas que se inclinan hacia la carretera. En una tormenta, las dos rampas sirven como desagüe para el agua que cae de ambos edificios e inunda dicha calle. Ese día ocurrió este fenómeno, la corriente de agua había logrado inundar por completo esta carretera.

Yo conduje directamente hacia ella, cuando iba a la mitad de la calle inundada, el auto se atascó. Miré hacia atrás, y decidí que mi mejor oportunidad de atravesar el camino inundado era avanzar, no retroceder. Este fue un terrible error de cálculo y una desgracia personal. Después de este incidente, subí dicha rampa y me detuve a inspeccionar el área. Es extraño que esta falla de construcción nunca fue reconocida. Al día de hoy, no tengo idea de cómo llegué a esta conclusión. De cualquier manera, el resultado final pudo haber sido el mismo.

Encendí de nuevo el auto, apenas pude avanzar unos pocos metros, cuando el carro se volvió a apagar. Estaba completamente muerto. La llave ni siquiera giraba. Todas las luces del tablero estaban apagadas. Intenté varias veces encenderlo, pero el motor no arrancaba.

Peor aún, el auto estaba atrapado justo en el cruce donde ambas rampas vertían aguas provenientes de los edificios.

Ahora si estaba en pánico, preguntándome qué haría, ya que no podía abrir las puertas del auto debido a que una enorme fuerza de agua me lo impedía. El agua había subido tanto que estaba al nivel de la ventana. Me incliné hacia el asiento del pasajero y, con ambos pies, empujé con toda mi fuerza la puerta del conductor. Esta cedió con este poderoso empujón. Salí del auto y arrastré a Shoba. Ya habíamos tomado nuestras pertenencias, la billetera, la identificación del hospital, la bata blanca y el bolso de Shoba. Ya estando fuera del auto, de alguna manera nos las arreglamos para salir de la calle inundada. Desde allí, corrimos hacia el lado principal del edificio y subimos las escaleras que conducen al vestíbulo del hospital.

Una vez dentro del hospital, los dos reunimos nuestra compostura; Shoba fue al baño y yo corrí al laboratorio de cateterismo. Cuando pasé junto al guardia de seguridad, le grité que vigilara el coche que habíamos dejado atrás. Rápidamente me cambié el uniforme y me sequé el cabello. En el momento de tranquilidad mientras me aseaba, recordé que debía olvidarme del automóvil y concentrarme en mi trabajo ¡Había que salvar una vida!

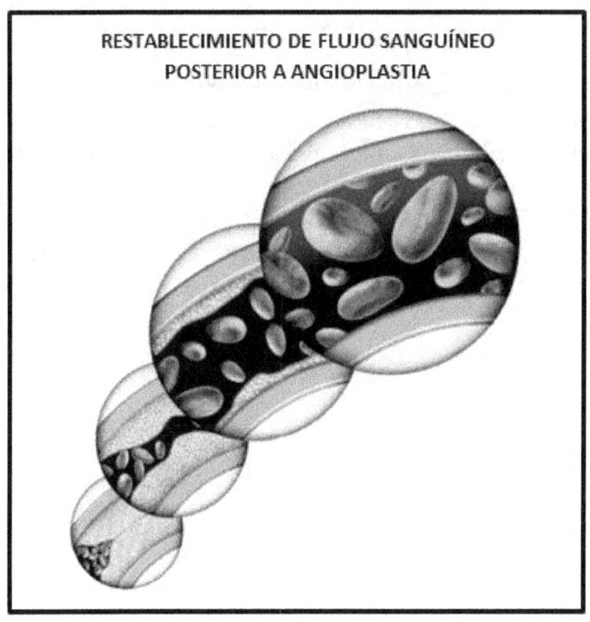

La angioplastia fue simple y como de rutina. Tomó menos de 10 minutos en abrir la arteria obstruida y restaurar un buen flujo sanguíneo al vaso. El ataque cardiaco fue abortado, y el paciente quedó completamente aliviado de su dolor en el pecho.

El guardia de seguridad se apresuró al laboratorio de cateterismo y me dijo: "¡Doc, no veo ningún auto!". Estaba perplejo. Entonces, me di cuenta de que, en el apuro, quizás no expliqué bien la ubicación del auto. Corrí al vestíbulo donde Shoba me estaba esperando. La lluvia se había detenido, nos apresuramos a buscar el carro. Desde la entrada del hospital, se podía ver la calle inundada.

¡El BMW de Kabir había desaparecido! Estaba sumergido completamente.

Pasaron casi dos horas antes de que finalmente llegara el camión de remolque. Esa noche fue agitada para la compañía de grúas, ya que estaban respondiendo a numerosos accidentes. Era un desafío guiar al conductor hacia donde pensaba que estaría nuestro BMW. Lo intentamos durante mucho tiempo, y luego reanudaron las fuertes lluvias. El conductor nos dijo que necesitaría un camión de remolque más grande y que la lluvia debía de detenerse antes de seguir con la búsqueda del vehículo.

Nunca volví a ver el auto. Fue pérdida total. Logramos recuperar la mayor parte de su valor a través de nuestra póliza de seguro. La peor parte de la historia fue enfrentar a Kabir con la noticia. A pesar de esta, respondió con gratitud y expresó su alivio por nuestra seguridad. En Navidad, hubo un nuevo automóvil en el garaje y yo estaba libre de culpa de haber perdido el otro.

Unos meses después. Leí, con gran consternación, sobre las inundaciones repentinas en Beijing, China. Me horroricé al leer más detalles. Numerosos autos se habían sumergido fuera de la estación de tren de Beijing y 28 asiáticos murieron.

Hubo una descripción gráfica sobre la muerte de un joven que estaba atrapado en su BMW. En sus últimos momentos de vida, siguió llamando a su esposa desde su teléfono celular. Con tantos vehículos sumergidos, su auto no pudo ser visto en la calle inundada.

CAPÍTULO 7. HUMILDAD

La humildad no es pensar menos de ti mismo, es pensar en ti mismo menos.
C.S. Lewis

¡Las mujeres salvan la vida de sus esposos todos los días, incluso los salvan de los ataques cardíacos!

George Mandel, un abogado exitoso de la ciudad de Miami podría no estar vivo si no fuera por Brianna, su esposa, y por el estado de alerta que la caracterizaba.

Mientras navegaba suavemente su velero hacia el puerto de Key Biscayne, George experimentó de forma repentina un fuerte dolor en el pecho y colapsó en el suelo del bote. Briana tomó el timón y apresuradamente dirigió el bote hacia el muelle. George se encontraba aturdido pero consciente. Ella le preguntó cómo se sentía, mientras que al mismo tiempo anclaba rápidamente las cuerdas del bote y lo aseguraba en el muelle. Luego de esto, dirigió su atención de nuevo a George. Estaba pálido, sudoroso, y jadeante. Briana decidió llamar al 911 en su teléfono móvil.

Ella, al igual que Grace, esposa del contador, logró identificar con precisión que se trataba de un ataque cardíaco y esto fue, exactamente lo que le dijo al operador del 911. El Servicio de Emergencias Médicas de Key Biscayne respondió con rapidez, y en muy poco tiempo, llegaron al bote. George se encontraba acostado en el bote, los paramédicos le hicieron rápidamente un electrocardiograma. De esta forma, diagnosticaron el ataque cardíaco e inmediatamente llamaron a la sala de emergencias del Centro Médico Bayside. Al llegar se realizó una rápida actualización clínica del paciente al médico encargado de la emergencia. El tiempo estimado de llegada al centro médico fue de 7 minutos. En la ambulancia, se le administró oxígeno y aspirina, además de colocar una vía intravenosa. Tanto el viaje en la ambulancia, como la estadía en la sala de emergencias, no tuvieron ningún tipo de contratiempo.

Durante la última década, el tratamiento de ataques cardíacos ha logrado progresos considerables. Reduciendo el tiempo comprendido, desde el momento en que el paciente ingresa por la puerta de la sala de emergencias, hasta que es llevado a quirófano para la realización de la angioplastia, conocido como "tiempo puerta-balón". Cada minuto que logra ganarse en este proceso es valioso, ya que puede contribuir tanto a salvar la vida del paciente, como a conservar el músculo cardíaco.

Algunas iniciativas han sido implementadas por la mayoría de los hospitales en los Estados Unidos, para reducir este tiempo puerta-balón. Sin embargo, reducir este tiempo, ha sido difícil de alcanzar, requiriendo una colaboración importante por parte los paramédicos, sala de emergencias y el área de cateterismos.

Yo comparo el tratamiento del Infarto de miocardio con elevación del segmento ST, con una carrera de relevo de 100 metros de 4 integrantes, estos deben actuar en perfecta armonía. Estos 4 integrantes incluyen: al paciente, paramédico, médico de emergencias, y cardiólogo intervencionista. Como en un relevo, donde la batuta debe ser entregada con precisión al siguiente corredor, siendo ésta el cuidado del paciente con infarto, el cual se debe pasar de forma correcta al siguiente miembro. Una respuesta lenta por parte de cualquier miembro afecta el tiempo puerta-balón, y esto puede afectar enormemente el desenlace de un paciente.

Uno de los desafíos de tratar a un paciente con ataque cardíaco es la forma repentina e impredecible en la que ocurren los acontecimientos. Un paciente puede evidenciarse completamente estable, mientras desarrolla una fibrilación ventricular o bloqueo cardiaco, ocasionando la muerte. Para disminuir las posibilidades de una complicación, el tiempo puerta-balón debe reducirse tanto como sea posible.

A lo largo de los años, varios amigos y pacientes, me han interrogado sobre mis arduas investigaciones, referentes a una intervención por infarto de miocardio con elevación del segmento ST, siempre les doy la misma respuesta sencilla; si este paciente fuera tu padre, ¿qué tan rápido quisieras que yo abriera su arteria?

¿Debería ser después de 90 minutos o antes? Esto cambia todo y la respuesta casi siempre es 80, 70, 60, 50 minutos, o usualmente la respuesta también sería, "En el tiempo más corto posible".

Nunca he perdido tiempo, a lo largo de mi carrera. Mi profundo deseo siempre ha sido reducir el tiempo puerta-balón, lo que me ha mantenido en un maratón, cuya velocidad es controlada por mi conciencia. Una gran incógnita, actualmente sin resolver, es si un paciente con ataque cardíaco al ser trasladado por una ambulancia debería detenerse en la sala de emergencias. Nos referimos a esto cómo, "saltarse la de sala de emergencias." Los que proponen evaluar este paso, creemos firmemente, en que la mayoría de los pacientes deben eludir la sala de emergencias y así ahorrar minutos. Esto se logra siempre y cuando el equipo de laboratorio de cateterismo y el cardiólogo intervencionista estén listos para aceptar al paciente.

En algunos hospitales de Puerto Rico, ayudé a crear un programa a nivel nacional, de ataque cardíaco. Encontrando una ingeniosa solución. Esto consiste, en presionar un botón ubicado en la emergencia, activando una luz verde, permitiendo una señal clara, para que el paciente pueda eludir la sala de emergencias.

Existen autores, que hablan sobre la teoría de evadir la sala de emergencias, y proponen enormes beneficios, al ahorrar minutos valiosos en el tiempo "puerta-balón". También señalan que los principales pasos, como el registro del paciente y la verificación del seguro médico, actos que se llevan a cabo en la sala de emergencias, no tienen que ver con la atención inmediata del paciente. Debemos ser inteligentes y evitar tales retrasos. Estoy seguro de que se pueden encontrar soluciones más eficaces para realizar estas funciones auxiliares. Por supuesto, un paciente que tuvo un accidente de tránsito es diferente, y en este caso el paciente necesitaría un tratamiento urgente en sala de emergencias. De hecho, estabilizar a estos pacientes es mucho más importante que lograr un tiempo "puerta-balón" menor. Sin embargo, una gran cantidad de pacientes con infarto de miocardio están estables y deberían ir directamente al laboratorio de cateterismo.

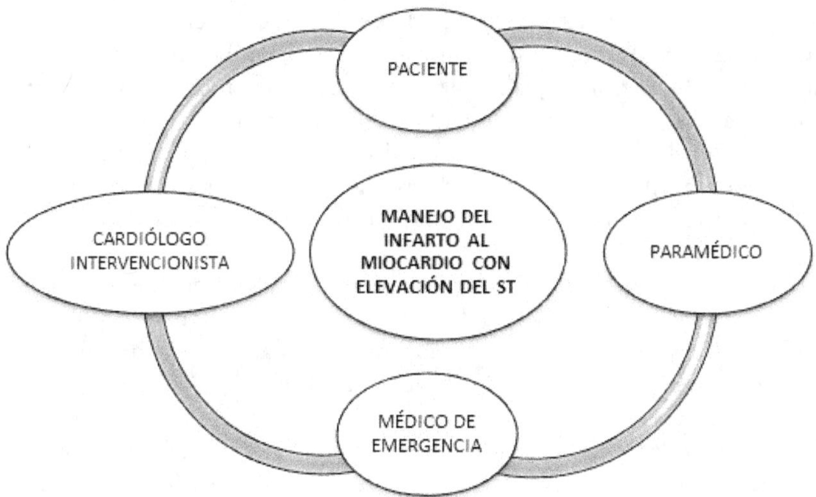

Creo en la práctica pionera, realizada en el Instituto del corazón de Minnesota, por el Dr. Timothy Henry y su equipo. En este método, el paciente con un infarto es evaluado en la camilla de la ambulancia, para trasladarlo rápidamente al laboratorio de cateterismo. Esta es una estrategia simple, muy bien estudiada, la cual ahorra tiempo importante. Si alguna vez, has visto a un paciente ser ubicado en la cama de un hospital, para luego ser examinado, comprenderás claramente que es una actividad que consume mucho tiempo. Siempre, que sea posible, debe evitarse, la transferencia de un paciente desde la camilla de la ambulancia, a la cama del hospital. Por supuesto, algunas camas de la sala de emergencia se pueden utilizar para transportar a los pacientes. Sin embargo, todo el tiempo que se invierte en realizar este proceso, es valioso, particularmente en pacientes con un ataque cardíaco, donde la velocidad es fundamental para abrir la arteria. Por último, nadie en el mundo sabrá mejor, cómo realizar el cuidado de un paciente de ataque cardíaco que el equipo, del laboratorio de cateterismo.

Mi equipo y yo estábamos listos en el laboratorio de cateterismo esperando a George, mientras estaba siendo preparado. Lo evalúe rápidamente, examinando su corazón y pulmones. Hablé brevemente con Briana, su esposa, para lograr tranquilizarla. Treinta minutos después de realizar la intervención, volví nuevamente con ella, para una conversación más pausada.

Han transcurrido casi 8 años, George sigue mejorando. El año pasado en víspera de año nuevo, nos invitó a mi familia y a mí, a una fiesta de celebración en el Hotel Ritz Carlton en Key Biscayne. Sin poder saber, George y su esposa, me habían planeado un homenaje, en esta celebración. Por supuesto, yo estaba de guardia. ¿Qué otra forma pudiera escribir este libro, si no fuera por los casos clínicos que veo en mis guardias?
Mi esposa y yo, íbamos manejando autos diferentes hacia la fiesta, al igual que nuestro hijo Kabir, cuando el hospital me llamó para informarme sobre un infarto. En un minuto, la familia Mehta discutió varias opciones sobre lo que haríamos. Lamentablemente, ¡la familia determinó la peor! Shoba, mi esposa, y mi hijo Kabir no querían asistir a la fiesta, sin mí. En su lugar, recurrieron a una frase que yo hubiese dicho, "solo serán 15 minutos para hacer el procedimiento, y luego vamos todos juntos a la fiesta a recibir el año nuevo".

Me hundí en una profunda tristeza cuando llamé al laboratorio de cateterismo. El paciente había sufrido un shock cardiogénico y luego un paro cardíaco. También había sido intubado y se estaba administrando varios medicamentos para mantener la función cardiaca. Esto no era una buena noticia. Simplemente no tuve el coraje de transmitir esta información a mi familia. De todas formas, estábamos a mitad de camino hacia el hospital, era demasiado tarde para revertir el curso. Además, este podría ser mi día de suerte, y milagrosamente, el procedimiento de la angioplastia salvaría rápidamente la vida de este paciente.

Probablemente, un gran desafío en el manejo de los ataques cardíacos es el cuidado de un paciente que se presenta con shock. Llamamos a esto shock cardiogénico. Casi, cada centro superior de investigación en cardiología trabaja en mejorar los resultados de los pacientes con ataque cardíaco y shock al mismo tiempo. Nos referimos al shock cardiogénico, como una incapacidad para mantener la función de bombeo del corazón, esto conduce a un suministro insuficiente de oxígeno a los órganos del cuerpo. La presión arterial, no es suficiente, para permitir el flujo sanguíneo a estos órganos como resultado de la falla del músculo cardíaco.

La primera línea de manejo para el corazón que está fallando, es administrar drogas intravenosas para estimularlo. Estos fármacos se conocen como inotrópicos. Aunque, más allá de estos medicamentos, hay métodos innovadores para reforzar el músculo cardíaco, como dispositivos de soporte cardíaco. Dos de los más utilizados, incluyen el balón intraaórtico de contrapulsación, y el catéter Impella. Es un dispositivo de asistencia ventricular izquierda, el cual ayuda a la adecuada función de una de las cámaras del corazón. Ambos, son procedimientos altamente invasivos, tienen ventajas y desventajas. Aunque, el globo intraaórtico de contrapulsación se ha utilizado durante varias décadas, su despliegue se ha vuelto considerablemente más fácil, algunas investigaciones recientes cuestionan su efectividad. El catéter Impella, por su parte, se ha caracterizado por ser más eficaz.

Las tasas de mortalidad de un ataque cardíaco, complicadas con shock cardiogénico, son extremadamente altas, aproximadamente del 60-80%. El shock cardiogénico, refractario a los inotrópicos es un presagio de grave pronóstico.

Ambos dispositivos, deben insertarse a través de la ingle utilizando la arteria femoral derecha o izquierda. La angioplastia para tratar un ataque cardíaco puede realizarse accediendo por la ingle o a través de la muñeca derecha o izquierda. Varios cambios importantes en la ruta de acceso se han producido en los últimos años. En el supuesto caso en el que usted, desafortunadamente, tenga que someterse a la realización de este procedimiento, esta puede ser una de las primeras preguntas que le pueda plantear al cardiólogo. Déjame darte algunas recomendaciones sobre este tema tan importante.

La principal ventaja, de realizar el procedimiento desde la ingle, es la capacidad de acercamiento a la arteria femoral. Acceder a una arteria principal tiene varios beneficios. Permite una colocación sencilla de los dispositivos y de los catéteres. Utilizar los dispositivos de apoyo del ventrículo izquierdo, tales como el balón intraaórtico de contrapulsación o el catéter Impella, sólo es posible a través de la ruta femoral.

La vía que atraviesa el dispositivo es la siguiente, la arteria femoral derecha e izquierda conducen a la aorta, la arteria más grande de nuestro cuerpo. La aorta asciende a través del abdomen y el tórax, y termina en el ventrículo izquierdo, la cámara de bombeo del corazón. Las dos arterias coronarias surgen antes de que la aorta termine en el ventrículo izquierdo.
Un enfoque alternativo, es acceder a las arterias coronarias desde las arterias radiales en la muñeca. Más recientemente, la arteria ulnar, lateral en el dedo meñique también se está utilizando como un sitio de acceso, pero esto es menos común. Hay dos ventajas de utilizar la arteria radial, reduce el sangrado y el paciente es capaz de caminar antes. Debido a estas importantes razones, los pacientes parecen preferir el uso de la muñeca en lugar de la ingle.
Si alguna vez se enfrenta a esta pregunta, la respuesta fácil, es la siguiente, debe permitir que el médico decida. Muchos cardiólogos intervencionistas se entrenan mejor con la ruta femoral, y creen que el acceso a una arteria más grande es más beneficioso. Por otra parte, el acceso a la muñeca es cada vez

más frecuente, y su médico puede preferir esta opción. La intervención para un infarto debe realizarse rápidamente, la comodidad del médico con la técnica es primordial. Por lo tanto, la recomendación es dejar que esta sea decisión del médico.

Más allá de aprender sobre la ingle o el sitio de acceso correcto, ¿Cuál es la información adicional que usted debe saber?

Varios hospitales que realizan la intervención coronaria percutánea primaria proporcionarán fácilmente información sobre este procedimiento. Existen algunas características relevantes para calificar. Primero, la disponibilidad para realizar intervenciones 24/7. La mayoría de las instituciones tendrán este sistema disponible.

Preguntas adicionales que se pueden realizar a la institución serían, tiempo puerta-balón que manejan, tasa de éxito y su clasificación en relación a los demás programas que manejan infartos de miocardio en la comunidad. Como ejemplo, el Hospital Gateway es de clasificación alta, con un promedio, de tiempo puerta-balón de 63 minutos.

Debo advertir de inmediato, la información sobre el tiempo puerta-balón puede implicar otros factores, ya que un tiempo puerta-balón puede no significar necesariamente el mejor resultado.

Hay algunas preguntas que se plantean sobre la validez del tiempo puerta-balón en el cuidado general de un paciente con ataque cardíaco. Varios médicos señalan correctamente el enfoque cercano en el tiempo puerta-balón. Ellos se refieren al tiempo isquémico verdadero como un mejor parámetro. Esto puede ser cierto. Permítame explicárselo.

Un tiempo isquémico verdadero, sería el tiempo total durante el cual el músculo cardíaco, se encuentra bajo ataque. Se calcula a partir del momento en cuándo el paciente comienza a sentir, el dolor torácico, y no desde cuando el paciente camina por la puerta del hospital. ¿Esto no tiene más sentido?

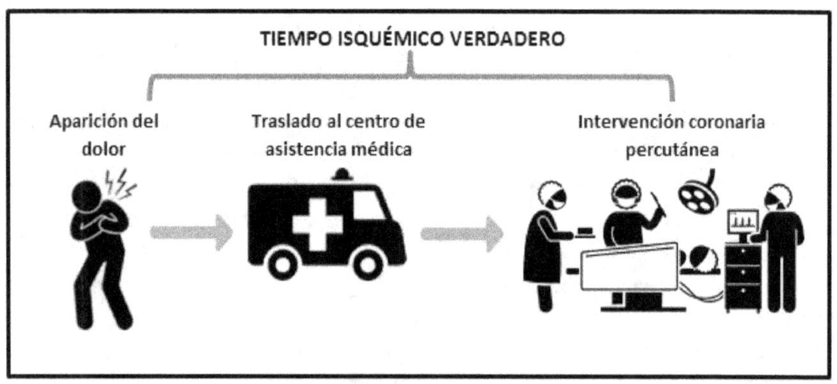

También existe una responsabilidad crítica en el paciente, y su capacidad para reconocer y responder el dolor torácico. Después de todo, si el paciente ha tenido dolor en el pecho durante 6 horas antes de llamar al 911. Las probabilidades, después de seis horas de dolor en el pecho, son que el daño al músculo cardíaco sea severo.

En este momento, quiero ofrecerle un plan de acción claro sobre cómo prever su intervención coronaria percutánea primaria y el de su ser querido. Como punto de partida, debe investigar y saber con certeza, cuál es el hospital más cercano que realiza intervención coronaria percutánea primaria. Incluso se puede ubicar en el mapa y calcular la distancia y los tiempos de conducir. No sólo debe conocer este hospital, puede ser una buena idea que usted lo visite y haga preguntas pertinentes. Es posible, que desee hacerlo para los miembros de su familia de edad avanzada. Cada uno puede beneficiarse de esta información. Al igual que el número de teléfono de su médico, esta información debe ser guardada de forma visible. Aunque hay todas las posibilidades de que sea llevado al hospital adecuado, obtener más información sobre esta institución es de gran beneficio.

A medida que avanzamos en el libro, compilaré para usted una completa lista de verificación que le ayudará a "planificarse para su ataque al corazón... y cómo sobrevivir a este". Primero, usted debe conocer cuál hospital se encuentra más cerca de su ubicación, el cual realice intervención coronaria percutánea. Asegúrese de que en verdad lo realizan y no tan solo una estrategia de mercadeo por el hospital. Haga este ejercicio de forma tan detallada, al igual de cómo realiza la búsqueda de la escuela correcta para sus hijos en su distrito.

Mis peores temores con este paciente que se había presentado en año nuevo se convertían en realidad. Lleve rápidamente a mi familia a la sala de médicos y me apresure al laboratorio de cateterismo. No hice ningún gran esfuerzo para reconocer que el paciente se encontraba con pronóstico reservado. La presión sanguínea era apenas palpable a pesar de la terapia con fármacos. El paciente tenía insuficiencia cardíaca y pulmonar, había sido conectado a la máquina de respiración artificial. Hubo sangrado en el lugar de entrada, exactamente donde el tubo de respiración estaba colocado en la boca. El paciente estaba completamente inconsciente y sus pupilas inactivas, un signo de mal pronóstico.

Tuve un enorme desafío delante de mí. Me enfrenté a todos los obstáculos posibles y cada componente del procedimiento de angioplastia, fue extremadamente difícil.

Para comenzar, los pulsos en ambas arterias femorales estaban completamente ausentes. Necesitaba acceso a ambas arterias femorales, uno para hacer la angioplastia y el otro para la inserción de un balón intraaórtico de contrapulsación para mejorar la presión arterial. Esto requirió varios intentos con la aguja de inserción. Dado que la arteria no se podía sentir, la vía se estaba perdiendo. El conocimiento de anatomía tenía que ser seguido al pie de la letra. Sin embargo, el paciente era obeso y los lugares anatómicos normales se perdían. Mis esfuerzos para obtener acceso a las arterias fueron retrasados por episodios recurrentes de paro cardíaco. Mantener vivo al paciente era lo suficientemente difícil, y en todas estas ocasiones, el paciente requería reanimación cardiopulmonar (RCP). Más de una docena de personas estuvieron involucradas en este proceso; enfermeras, técnicos, el intensivista y yo, trabajando frenéticamente para salvar a este paciente. Es posible que usted ya haya identificado algunas similitudes en este procedimiento con lo que ha leído en el capítulo de "Carlos".

Con enorme dificultad, tuve acceso a la arteria femoral derecha. Rápidamente inserté el balón intra-aórtico de contrapulsación, pero demostró ser de escaso beneficio, ya que se habían producido daños graves en el músculo cardíaco. Acceder a la otra ingle era aún más desafiante ya que había una enfermedad aún más grave al lado izquierdo. Eventualmente, abandoné esta ruta de acceso y apunté la arteria radial derecha en la muñeca del paciente. Esto también fue difícil, ya que el pulso era débil. Con persistencia, estaba ya casi logrando colocar la vía de acceso.

Mis problemas no habían terminado. Había una tortuosidad significativa en las arterias que conducen al corazón. Para superar este reto, probé múltiples catéteres para canalizar las arterias coronarias.

La mayoría de los procedimientos de cateterismo pueden ser realizado usando dos catéteres, yo necesité cinco antes de poder canalizar parcialmente la arteria coronaria izquierda. Se requiere un catéter separado para maniobrar y ajustar la arteria coronaria izquierda y derecha. Peor aún, esta era sólo la parte diagnóstica del procedimiento, la intervención sería igualmente desafiante.

El paciente tenía docenas de estrechamientos severos en las tres arterias, incluyendo un bloqueo total de la arteria descendente anterior izquierda. Esta arteria estaba fuertemente calcificada, una situación que se produce con una enfermedad grave y con la deposición de calcio en las arterias coronarias.

Me comuniqué rápidamente con el Dr. Solomon, nuestro cirujano cardíaco más antiguo y le expliqué la situación crítica del paciente y su terrible pronóstico. El cirujano expresó su incapacidad para operar a este paciente y citó: "yo creo correctamente, la razón simplemente no tiene posibilidades de éxito". Además, se necesitaría al menos una hora para obtener el quirófano listo a la 1:30 am. Le informé al Dr. Solomon que iba a mantenerlo actualizado. Con la opción quirúrgica fuera, volví a mi tarea.

En resumen, esto era con lo que nos habíamos encontrado hasta los momentos, una obstrucción total de la arteria descendente anterior izquierda, calcificación severa, tortuosidad de los vasos, y un paciente con shock cardiogénico profundo, a pesar de la colocación del balón.

Voy a explicar los detalles de lo que siguió desarrollándose. En conclusión, no estaba logrando ninguna solución a pesar de que continué luchando durante un tiempo extremadamente largo durante estas maniobras. También pude evaluar el músculo cardíaco, el cual estaba gravemente deteriorado como resultado de este ataque cardíaco y posiblemente una lesión anterior. También sabíamos que el paciente era un fumador pesado y era diabético que requería insulina.

Los planes originales de la celebración del año nuevo estaban lejos de mi mente.

Contemplé el intercambio del balón intraaórtico de contrapulsación para una Impella, pero la severa enfermedad vascular periférica me impidió hacerlo. La selección de los catéteres correctos era tan difícil que casi se nos acabaron los catéteres adecuados en nuestro laboratorio. Me tomó mucho tiempo para cruzar el bloqueo total en la arteria descendente anterior izquierda con un alambre guía. La arteria descendente anterior izquierda era la culpable del problema: mi plan era abrir primero esta arteria y colocar un stent en ella para luego considerar el tratamiento de las otras dos arterias.

Cuando un paciente tiene un ataque cardíaco, el protocolo actual era arreglar sólo la arteria responsable del bloqueo. Cuando un paciente se presenta con un ataque cardíaco y shock, tratamos de arreglar los bloqueos principales en las otras arterias también. Esto proporciona al paciente mejores posibilidades de supervivencia.

Una vez más, estos esfuerzos se retrasaban con otro RCP prolongado durante el cual la posición del alambre de guía se perdió. Se tardó más tiempo en reposicionar el alambre. La técnica de la angiografía coronaria ("cateterismo") y la intervención coronaria transcutánea ("angioplastia") son similares hasta un punto después del cual divergen. "Cateterismo" o angiografía coronaria es la parte diagnóstica y "angioplastia" o intervención coronaria transcutánea, es la parte terapéutica donde el bloqueo que se diagnosticó durante el cateterismo se arregla con angioplastia.

Ahora intentaré describir estos dos procedimientos en términos simples. Sólo una explicación básica debería ser suficiente para el propósito de entender los problemas relacionadas. Sinceramente espero que esta explicación sea comprensible y simple para usted.

Durante la angiografía, las arterias coronarias izquierda y derecha se unen individualmente con un catéter y se inyecta un contraste para opacificar esta obstrucción. Esta inyección se realiza presionando un pedal. Para tratar este bloqueo, se elige un catéter que es similar en forma a la de una angiografía pero que tiene un lumen más grande. Guiados a través de Rayos X, se enrosca un alambre de guía delgado a través de la obstrucción. Una vez hecho esto, de nuevo bajo guía a través de rayos X, un catéter con balón se coloca sobre el área de obstrucción. Este catéter con balón es inflado con un dispositivo de inflado a mano. La apertura y cierre del catéter con balón crea una abertura en la arteria a través de la cual la sangre puede fluir ahora. Un stent, a continuación, se posiciona de la misma manera en la que el balón avanzó sobre el mismo alambre guía, guiándonos bajo rayos X y repitiendo el proceso de inflado y deflación.

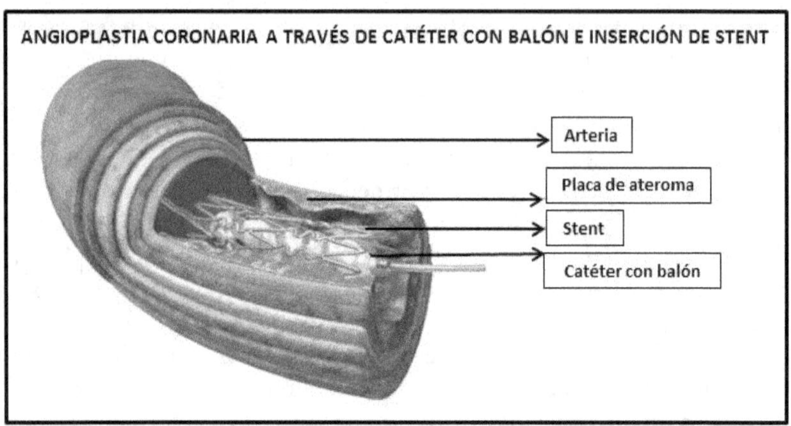

El stent es un dispositivo metálico, en su mayoría de acero de alta calidad, que está anclado en el globo – el stent se expande a medida que se infla el globo. El globo se desinfla y se retira, dejando atrás el stent que se puede expandir aún más con un globo más grande, incluso con más presión. Esto asegura firmemente el stent en la arteria.

El diámetro y la longitud de los globos y los stents se calculan principalmente por estimación visual. A veces, no hay necesidad de pre-dilatar una obstrucción y podemos colocar el stent directamente, a veces la obstrucción es dura y calcificada y requiere dispositivos complejos para abrir este bloqueo después de lo cual se coloca un stent.

Esta fue precisamente la situación con nuestro paciente. Sus arterias eran como un "hueso". Ni siquiera el globo de menor diámetro atravesaría esta arteria ocluida y calcificada. Durante una de las maniobras para forzar el balón a través de la arteria, la resistencia delantera empujaba el alambre guía hacia fuera. Este tenía que ser reposicionado de nuevo. En el medio, el paciente necesitó nuevamente RCP. Con cierta dificultad, coloqué un segundo alambre guía adicional en la misma arteria e intenté deslizar un globo delgado sobre uno de los dos alambres. A veces, este movimiento de deslizamiento ayuda a la situación. Sin embargo, esta técnica no ayudó.

También traté de colocar un globo de corte, este es un globo especial que tiene tres cuchillas finas. La inflación de este globo especial de "corte" puede marcar un bloqueo denso y luego permitir la colocación del stent. Este balón de corte no llegó a ninguna parte cerca del bloqueo y abandoné esta estrategia.

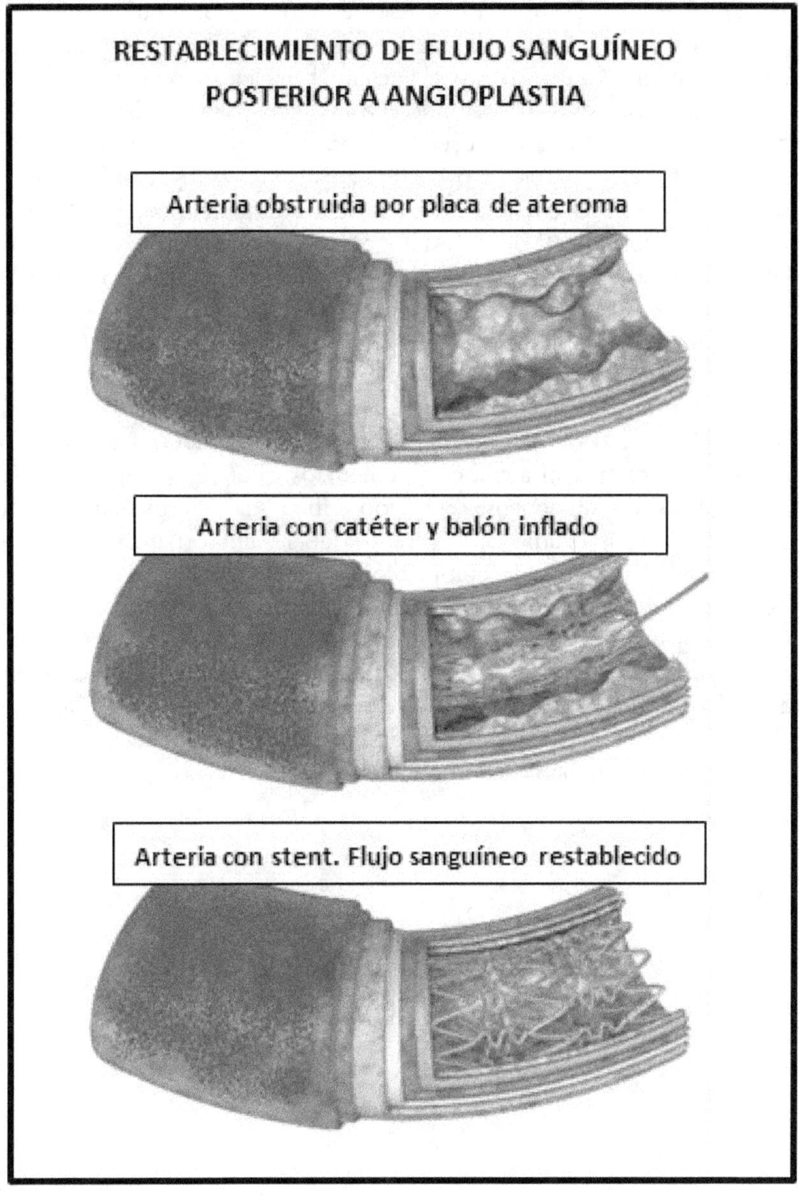

Una de las últimas opciones era utilizar un dispositivo de corte rotacional de alta velocidad, el "Rotablator" este dispositivo no escapa de complicaciones en esta situación, pero era una de las últimas opciones para salvar la vida del paciente. El dispositivo requiere una instalación compleja y le dije a las enfermeras que comenzaran a configurar este dispositivo.

Aceptando la posibilidad de que no tuviese éxito en salvar la vida del paciente, convoqué a la supervisora de enfermería y le pedí que le informara a la familia de nuestra lucha. Ella regresó rápidamente para informarme que la familia entendía claramente que el paciente no iba a sobrevivir.

Cuando se estaba preparando el rotablator, volví a revisar al paciente para ver qué más podría hacerse. Como parte de los protocolos de resucitación, los electrolitos del paciente habían sido corregidos. Una unidad de sangre acababa de llegar y se estaba administrando para corregir la severa pérdida de sangre. El anestesiólogo había verificado el correcto posicionamiento de los tubos de respiración y el intensivista supervisó constantemente el estado de las máquinas de ventilación.

Ahora había abierto el alambre guía del rotablator, este alambre se comporta de manera muy diferente a los otros alambres guía y es más difícil de navegar. Simplemente no cruzaría. Pedí el viejo alambre guía y luego comenzó el proceso de insertar el alambre guía de nuevo y realizar otro cateterismo. Continué mi lucha con numerosos catéteres y alambres guía y falle con todos. Eventualmente, el estado crítico y la enfermedad profunda del paciente fueron abrumadores. Después de su último paro cardíaco que necesitó casi 20 minutos de compresiones de pecho, finalmente tomé la decisión de abortar, y pronuncié al paciente muerto a las 2:35 am.

Habían sido 4 horas y 35 minutos cuando caminé de regreso a la sala de médicos. Kabir se había quedado dormido, y Shoba estaba ansiosamente caminando por la habitación. El 2014 se había ido y 2015 estaba empezando. No iba a haber celebración de año nuevo para la Familia Mehta.

El Dr. Mehta había sido humillado.

CAPÍTULO 8. LISTA DE VERIFICACIÓN/ PREPARARSE PARA UN ATAQUE CARDIACO... Y SOBREVIVIR

El invierno es una temporada de recuperación y preparación.
Paul Theroux

Ahora que he llegado aproximadamente a la mitad de este libro, planifique de forma intencional presentarle primero los conceptos relacionados al tratamiento de un ataque cardíaco ilustrando múltiples casos de pacientes, asumí que esto les proporcionaría un conocimiento general y los principios básicos a seguir, antes de profundizar con recomendaciones específicas. Creo que hemos llegado a ese escenario ahora.

La tabla que se encuentra en la siguiente página es su lista de verificación para "Prepararse para un ataque cardíaco... y sobrevivir".
Me tomó décadas elaborar los 10 puntos que conforman la lista de verificación. Usé dos criterios para preparar esta lista: 1) Cada elemento debe proporcionar una recomendación personalizada para usted; 2) Debe ser único y original.

Voy a explicar cada uno de los puntos de esta lista. Ahora es su responsabilidad, con el conocimiento que ya ha acumulado, de dominar la esencia de estos diez elementos. También los he ordenado de acuerdo a mi lista de prioridades, siendo el primero el más importante.
Me siento sumamente consciente de dos aspectos en relación con nuestra discusión. En primer lugar, las librerías, tanto las minoristas como las online, tienen gran cantidad de bibliografías sobre el tratamiento de los ataques cardíacos. Sin embargo, creo profundamente que mi trabajo es exclusivo, ya que realmente extrae información de pacientes reales. También espero que, al finalizar este libro, puedan relacionar su propia situación con la de uno de los pacientes.

No sólo he seleccionado a los casos más complicados y fascinantes, también los he escogido específicamente para denotar ciertos datos demográficos. Es muy probable que estén clasificados dentro de uno de los cuatro grupos principales: hombres, mujeres, diabéticos y ancianos.

Por supuesto, va a haber superposición, pero hay una razón científica para mí en la elección de estos cuatro grupos, permítame explicárselo. Los síntomas de un ataque cardíaco en hombres y mujeres pueden ser radicalmente diferentes; también como describí antes, los diabéticos no demuestran el dolor torácico clásico y por último en los ancianos puede ser confusa la presentación clínica de un ataque cardíaco. Además de seleccionar estos cuatro grupos, he escogido a propósito más de un caso para cada grupo. Esto, con el fin de enfatizar los puntos de los cuales se beneficiará.

El segundo punto importante que se relaciona con este libro es que le proporcionará una guía para ayudarse a sí mismo. Este libro no sustituye a un médico y tampoco es una fuente para que usted se enfrente a su médico. Su médico primario, o su cardiólogo, lo conoce a usted y a su historia clínica de la mejor manera. Más allá de las enseñanzas de este libro, debe seguir los consejos y recomendaciones de su propio médico.

Habiendo afirmado lo anterior, estoy completamente convencido de que los conocimientos facilitados a usted, a través de este libro, sólo perfeccionará su aprendizaje sobre este importante tema, y complementará la información proporcionada por su médico. Debo añadir en este contexto que nunca será mucha información si se trata de salvarle la vida de un ataque cardiaco.

Un ataque cardíaco es un evento mortal. Puede que nunca tenga una segunda oportunidad. Simplemente no hay lugar para el error, así que vamos a entender esto de la forma correcta.

Aquí está la lista de verificación:

PREPARARSE PARA UN ATAQUE CARDIACO… Y SOBREVIVIR

	Mantenga los medicamentos: Aspirina y estatinas a la mano.
	Conozca sus factores de riesgo.
	Conozca el nombre y la dirección del hospital más cercano que realiza angioplastia.
	Trate de averiguar si sus servicios de ambulancia tienen forma de transmitir el electrocardiograma.
	Mantenga a mano una copia laminada de su electrocardiograma.
	Planifique un escenario de notificación al 911, si está inconsciente.
	Discuta con su cónyuge/ser querido todo lo anterior.
	Evalúe rápidamente si está teniendo un ataque cardíaco.
	Exprese esto claramente al operador del 911.
	Asegúrese de que la ambulancia lo lleve al hospital que realice ICP y no al más cercano.

1.   Mantenga los medicamentos: aspirina y estatinas a mano.

He discutido previamente el papel de la aspirina y cómo los científicos que trabajan para Bayer inventaron este maravilloso medicamento. Ahora que puedes entender algunos aspectos de los mecanismos causantes de un ataque cardíaco, claramente valoraras esta valiosa droga que salva vidas, por lo que vamos a profundizar en este tema de la aspirina y las estatinas.

Antes de que en la arteria coronaria se forme un coágulo obstructivo, se produce un evento centinela en la arteria. Hay una rotura en el revestimiento más interno de la arteria coronaria, conocido como capa íntima, ésta es extremadamente delgada, y su ruptura conduce a una serie de eventos rápidos y mortales.

Aunque se conocen varios factores que contribuyen a su disrupción, todavía no se ha encontrado la forma adecuada para prevenir este fenómeno. Claramente, el estrés, el sedentarismo, las primeras horas de la mañana, e incluso el frío se conocen como precipitantes de los ataques cardíacos, sabiendo esto, comprenderá la descripción de la persona que tocó la nieve en la mañana, y luego tuvo un infarto.

La disrupción del revestimiento de protección de la íntima, la cual es una de las capas que forman la arteria, expone una superficie pegajosa para las células de la sangre y las plaquetas. Estas células se depositan en la superficie expuesta de la arteria después de que el revestimiento protector ha sido dañado. Los factores que contribuyen a la ruptura del revestimiento de la íntima también aumentan la adhesión de las plaquetas.

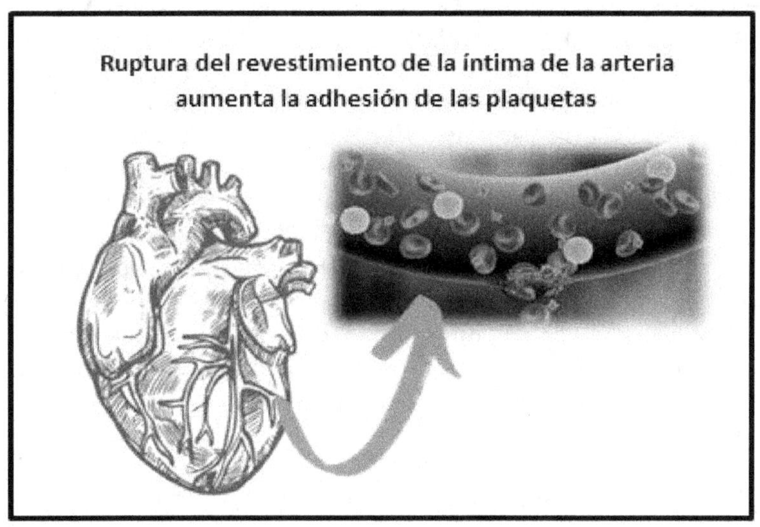

Con este patrón de aumento, en solo cuestión de minutos ocurren ambos eventos; una rotura del revestimiento previamente saludable, y la formación de un coágulo de sangre. Este coágulo inicialmente puede aumentar rápidamente de tamaño y se vuelve oclusivo, lo cual resulta en un ataque cardíaco.

El cuerpo tiene numerosos mecanismos de contraataque que impiden la formación y propagación de este coágulo. Por otro lado, la coagulación se requiere para detener el sangrado. Nuestro cuerpo mantiene constantemente un equilibrio entre la formación de un coágulo para detener el sangrado y, prevenir a su vez que se forme un coágulo que pueda causar un ataque cardíaco. Varios mecanismos en el cuerpo contribuyen a mantener este equilibrio, la frecuencia cardíaca y la presión sanguínea del paciente son algunos de los ejemplos. Los niveles altos de glucosa y el tabaquismo inclinan la balanza hacia la formación de un trombo.

Un desequilibrio en los mecanismos mencionados anteriormente puede generar que los síntomas relacionados a un ataque cardíaco varíen. Con frecuencia, los pacientes tienen dolor en el pecho, de carácter opresivo, que puede disminuir. Relacionemos esto con alguno de los casos de los pacientes que hemos leído anteriormente, esto hará que la descripción sea más fácil, y le proporcionará un mejor marco para la comprensión de estos mecanismos.

Hablemos del caso sobre el contador. Recordarán que después de tener dolor opresivo en el pecho, se sintió bien; esto se observa con varios pacientes que pueden tener un alivio periódico en su dolor torácico. La aspirina es un salvavidas en estas situaciones (por cierto, se recomienda masticar la aspirina, ya que así actúa más rápido), y pudo haber sido así por ejemplo para Víctor, vimos cómo él se sintió mejor ya que los mecanismos que causan el coágulo de sangre fueron interrumpidos.

A veces, el bombeo del corazón por sí mismo, puede desalojar el coágulo de sangre o crear fisuras a través de ella, y esto permite que la sangre se derrame por el vaso sanguíneo. El resultado depende principalmente del equilibrio natural del cuerpo. Algunos pacientes pueden encontrar alivio de sus síntomas, mientras que otros, tendrán un ataque cardíaco masivo.

El propósito de usar aspirina es crear una situación en la cual se pueda prevenir o retrasar la formación del coágulo sanguíneo. La aspirina previene la activación de estas plaquetas y evita su depósito en la superficie arterial pegajosa. Entender este párrafo e implementarlo puede darle la oportunidad de vivir un segundo cumpleaños, así que por favor lea con atención. La aspirina, tomada inmediatamente cuando reconoce los síntomas del ataque cardíaco, es su mejor oportunidad para prevenir la formación de coágulos y ralentizar su propagación.

Aunque la aspirina también tiene sus riesgos, en particular para los pacientes con presión arterial elevada, existe una posibilidad, aunque es poco frecuente, de sufrir un accidente cerebrovascular, también algunos sangrados gastrointestinales pueden ocurrir, sin embargo, estos eventos son inusuales y los beneficios siguen siendo mayores.

También es importante entender el papel de las estatinas. Estos fármacos son utilizados para reducir el colesterol malo o LDL, y aumentar el bueno, o colesterol HDL. Es por esta capacidad de mejorar el perfil de grasas, que las estatinas son exitosas. Sin embargo, de alguna manera, el sobre uso de estos fármacos, pudiese generar que los pacientes dejen de realizar dieta y ejercicio, porque piensen que ya es suficiente con el medicamento, pues resulta muy fácil mejorar sus niveles de lípidos tan solo tomándolo. Analizaré este tema más adelante cuando discuta sobre la prevención de un ataque cardíaco.

Las estatinas también tienen sus complicaciones, particularmente, calambres y fatiga muscular que pueden ser debilitantes. Varios pacientes terminan reduciendo la dosis y dejando estos fármacos debido a estos y algunos otros efectos adversos.

Sin embargo, hay otra gran aplicación de las estatinas que las hacen extremadamente útiles durante los ataques cardíacos. Estos agentes disminuyen la inflamación y estabilizan la placa de grasa, evitando su disrupción.

En las páginas anteriores, discutí cómo la ruptura de la placa de grasa precede a un ataque cardíaco. No entendemos completamente todos los mecanismos que causan esto, pero una de las teorías científicas prevalecientes es que esto se produce como resultado de la inflamación continua. Las estatinas, además de su función protectora de reducir los lípidos, ayudan en el manejo de las primeras etapas de un ataque cardíaco reduciendo la inflamación.

La dosis de estos dos fármacos es también un problema importante. Con el fin de prevenir el ataque cardíaco, es recomendado un comprimido completo de 325 mg de aspirina. Esto puede estar disponible como una sola tableta o cuatro comprimidos de 81 mg. Como se explica arriba, la aspirina masticable funciona más rápido. La dosis y el tipo de estatina no apuntan a una respuesta clara. Varios pueden ser utilizados con este propósito; Lipitor 40 mg o Crestor 10 mg son adecuados.

2. Cuente sus factores de riesgo

Los cuatro factores de riesgo principales para la enfermedad arterial coronaria son: diabetes, tabaquismo, presión arterial y niveles de lípidos elevados. Además de estos, el sexo masculino, el estrés, la historia familiar y la edad media, deben ser considerados.

Más allá de esta lista, otros factores científicos también se han investigado, pero su relevancia para nuestro tema es más académica, que práctica.

Primero concentrémonos en los cuatro grandes:

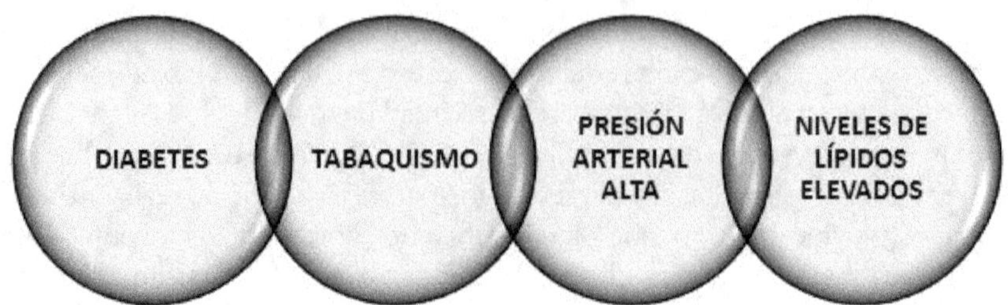

La diabetes, como se explicó anteriormente en el libro, se divide en dos tipos. En la variedad maligna, hay una falta total de insulina en el cuerpo (Diabetes mellitus insulino-dependiente o tipo 1) que conduce a niveles peligrosamente altos de azúcar en sangre. La insulina es una hormona producida por el páncreas que regula el nivel de glucosa, altos niveles de ésta en la sangre causan destrucción en numerosos órganos del cuerpo, incluyendo el corazón, los vasos sanguíneos, los riñones, e incluso los ojos. El tratamiento de este tipo de diabetes es mediante el uso de insulina. El tipo de diabetes menos severo se conoce como diabetes mellitus no dependiente de la insulina o tipo 2 y puede tratarse con agentes antidiabéticos orales, aunque, también es una enfermedad grave, este tipo es claramente menos letal que el tipo dependiente de insulina. Debido a que se relaciona con la enfermedad arterial coronaria, la diabetes provoca la deposición de grasa en las arterias coronarias e incluso contribuye a la ruptura de la placa protectora.

El tratamiento de ambas formas de diabetes es esencial para el manejo de la enfermedad coronaria. En nuestra lista de verificación, saber si es diabético es crítico; la mayoría de ustedes deben saber si sufren de diabetes. La intención de este libro no es crear pánico, si usted está sano y se siente bien realmente no necesita averiguar si es diabético. Pero en algún momento, debería buscar información acerca de su salud. Sin embargo, si es diabético, la presencia de dolor torácico ya sea típico o atípico, es de enorme importancia.

El siguiente factor de riesgo importante de enfermedad arterial coronaria es el tabaquismo. Este se calcula por los paquetes/año que lleva el paciente fumando, es el número de paquetes de cigarrillos por día, multiplicado por los años que lleva haciéndolo. Por ejemplo, una persona que fuma un paquete al día por 20 años tiene una historia de 20 paquetes. Otro paciente que ha fumado medio paquete al día por los últimos 10 años tiene 5 paquetes/año. Claramente, el primer paciente ha tenido más daño debido a la mayor cantidad de consumo. El tabaco, fumado a través de cigarrillos y cigarros, o masticado, es una fuente de nicotina, que es extremadamente perjudicial para las arterias coronarias. En particular, en lo que se refiere a nuestra discusión de ataques cardiacos, la nicotina elimina la protección que ofrece el revestimiento de las arterias y activa las plaquetas. Es el acelerador más potente de un ataque cardíaco. La buena noticia es que el cese del tabaquismo prácticamente puede eliminar el riesgo. Es bien sabido que, si se elimina durante un año, se puede disminuir el riesgo de los daños del uso de nicotina.

El tercer factor de riesgo es la hipertensión. Los números precisos que definen la presión arterial alta se han modificado periódicamente. Una lectura de la presión arterial cuenta con dos números: la sistólica, o el valor superior, y la diastólica, o el valor inferior, ambos son importantes. Una elevación persistente de la presión arterial más de 130/85 mmHg (milímetros de Mercurio, la unidad científica establecida de esta medición) se considera presión arterial alta o hipertensión. En lo que concierne a nuestra discusión al ser un factor de riesgo, una presión sanguínea controlada a través de los medicamentos reduce el riesgo de un ataque cardíaco.

El último de nuestros principales factores de riesgo es el aumento de los niveles de lípidos en sangre. Los lípidos son básicamente de dos tipos: triglicéridos y colesterol. Aunque ambos son perjudiciales, el nivel de colesterol es relativamente más importante. Dentro del colesterol hay dos grupos que merecen comprensión. Existe además un tercer grupo que requiere un conocimiento mucho más avanzado, y no voy a discutirlo en estos momentos. Los dos grupos de colesterol importantes que necesitamos conocer son el colesterol bueno o el HDL, y el colesterol malo, o LDL. El HDL es protector para las arterias coronarias y previene el depósito de grasa en las arterias coronarias. Se puede aumentar significativamente con el ejercicio y con el uso de drogas estatinas. A diferencia de esto, el colesterol malo, o LDL, es perjudicial y representa una causa potente para la deposición de grasa en las arterias coronarias. Un nivel de LDL por encima de 130, o de HDL inferior a 60, constituyen factores de riesgo para la enfermedad arterial coronaria.

Más allá de los cuatro principales factores de riesgo, entendamos brevemente algunos otros factores de riesgo importantes.

Un antecedente familiar positivo de cardiopatía coronaria en un pariente cercano, un padre, o un hermano; el estrés, actuando a través de una variedad de mecanismos, son también factores contribuyentes. Como se ha demostrado en la presentación clínica de varios casos en este libro, usted ya puede reconocer, que ser de edad media y sexo masculino, es considerado como un factor de riesgo. Al echar un vistazo a estos factores de riesgo menores, el que puede ser claramente controlado es el estrés, ya que es demasiado tarde para evadir nuestra historia familiar o nuestra propia edad y sexo.

Habiendo discutido estos factores de riesgo, ¿cómo se relacionan exactamente con nuestra lista? ¿Cómo mejora esto nuestro conocimiento en la forma de actuar si nos enfrentamos a un infarto? Permítame tratar de explicarlo.

Cuantos más factores de riesgo tenga, mayor será el riesgo de tener un ataque cardíaco, estoy seguro de que esto no es una noticia nueva para usted, y que seguramente ya había llegado a esta conclusión o ya lo había leído antes. En internet encontrará muchas calculadoras para factores de riesgo de la enfermedad arterial coronaria y el ataque cardíaco. No voy a sobrecargarlo con un nuevo esquema para calcularlo, pero quiero enseñarles sobre la relevancia clínica de estos factores.

En esta etapa, vamos a comprender las diversas causas del dolor torácico. Quiero que piense inteligentemente por un momento y evalúe la anatomía de las estructuras que están en y alrededor de la pared torácica. El dolor torácico puede provenir de cualquiera de estas fuentes. Puede venir de la pared torácica como tal, donde se encuentran la caja torácica y los músculos. El dolor torácico, por supuesto, puede surgir de diversas condiciones clínicas del corazón. Varias afecciones pulmonares también pueden causar dolor en el pecho. Para que entienda un poco más, el corazón se encuentra dentro de la cavidad torácica, y los dos pulmones lo rodean.

Tanto el corazón como el pulmón tienen sus propias coberturas especiales. El recubrimiento alrededor del corazón se conoce como el pericardio, y el que rodea el pulmón se conoce como la pleura. La inflamación de cualquiera de estos revestimientos protectores puede también causar dolor en el pecho. El siguiente órgano en la cavidad torácica a considerar es el tubo digestivo y el estómago. Esto ya lo hemos discutido, y entendemos cómo varios problemas del estómago y el esófago pueden causar dolor en el pecho.

Más allá de estas estructuras anatómicas, la ansiedad puede imitar o empeorar los síntomas de todos estos órganos. Por supuesto, se puede escribir un libro de texto completo sobre las diversas entidades clínicas que pueden causar dolor torácico. Trataré de discutir las razones más comunes y que sea usted capaz de comprender las causas más importantes y comunes; diferenciar un dolor torácico, no cardíaco, de uno que sí lo es, puede no ser tan difícil. Mi esfuerzo es simplificar esto para usted.

Debo recalcar de nuevo que ninguno de estos conocimientos adquiridos sustituye las sugerencias hechas por su propio médico.

Víctor, el contador, sintió que su dolor en el pecho era debido a esofagitis por reflujo, también sabemos que esto es una causa importante de dolor torácico. Los síntomas del reflujo pueden ser muy similares a los de un ataque cardíaco. Las dos observaciones simples que apuntan a la enfermedad por reflujo gastroesofágico son su aparición temprana, y su relación con la ingestión de alimentos y bebidas corrosivas. Consumir algunos tequilas y comidas con especias mexicanas, y luego presentar dolor en el pecho, es más probable que sea el resultado de reflujo gástrico más que de un ataque cardíaco. Esta deducción es de sentido común; nada que requiera formación especializada en cardiología.

Existen otras dos grandes condiciones que necesitan una mención y comprensión especial. La primera pertenece al sistema respiratorio y a los pulmones. Las infecciones pulmonares, incluyendo ataques de gripe, neumonía e incluso asma, pueden causar dolor torácico por enfermedad pulmonar. Del mismo modo, las infecciones virales y bacterianas pueden afectar el revestimiento pericárdico, y causar una afección conocida como pericarditis. Las infecciones pulmonares y cardíacas pueden presentarse en formas muy parecidas a un ataque cardíaco. Una vez más, una historia de fiebre, dolores corporales y debilidad, a menudo acompañarán una infección. Al contrario de la forma abrupta, con la que ocurre un ataque cardíaco. Una última condición que puede ser muy confusa, ya que causa dolor en el pecho y ansiedad, es el prolapso congénito de la válvula mitral. Esto se ve comúnmente en las mujeres jóvenes.

Estas diversas causas de dolor torácico asumen un significado totalmente diferente en la presencia de factores de riesgo para ataques cardíacos. El dolor torácico, a partir de cualquiera de estas afecciones, en presencia de factores de riesgo tiene una mayor probabilidad de que resulte en un ataque cardíaco. Por el contrario, cualquiera de estas condiciones que causen dolor en el pecho, en ausencia de factores de riesgo, es probable que no sea un ataque cardíaco. Ahora usted ya puede entender la importancia de los factores de riesgo, y por qué entré en gran detalle para ayudarle a comprender y apreciar su relevancia.

Otra causa importante y que puede confundirlo es el dolor muscular, en particular una entidad conocida como costocondritis. Esta condición es el resultado de una inflamación de la unión entre la caja torácica y el esternón. Esto puede deberse a artritis, lesión muscular e infección después de una cirugía. El dolor torácico de la costocondritis puede ser mínimo o extremadamente severo, y puede ser muy aterrador, e imitar un ataque cardíaco. Un indicio fácil de su ocurrencia es sensibilidad sobre el área de la pared torácica. Además, una lesión previa, levantamiento de pesas, trauma, cirugía reciente o artritis de larga data, apunta a costocondritis como causa del dolor torácico.

El estrés y la ansiedad pueden imitar el ataque cardíaco de muchas maneras. A veces se vuelve difícil distinguir la ansiedad con el dolor torácico de un ataque cardíaco, ya que un ataque cardíaco también presenta síntomas de ansiedad.

Si usted encaja dentro del grupo de los hombres de mediana edad y fumadores, el dolor de pecho puede ser un ataque cardíaco. Si agrega otros factores de riesgo, como diabetes, presión arterial alta y lípidos elevados en sangre, aumentan las posibilidades de que el dolor torácico sea un ataque cardíaco. Se reconoce comúnmente que dos o más factores de riesgo, denotan una probabilidad significativamente mayor de que el dolor torácico pueda ser de un ataque cardíaco. Otros capítulos, le ayudarán a reconocer la presentación específica del dolor torácico, como, por ejemplo, dolor torácico con dificultad para respirar, náuseas y sudoración es muy sugerente de un ataque cardíaco.

Hasta ahora, en lo que concierne a los factores de riesgo, aquí está la gran noticia. Si no tiene factores de riesgo, entonces es menos probable que el dolor torácico sea un ataque cardíaco.

Mi esposa a veces se queja de dolor en el pecho que ella describe como "¡Estoy teniendo un ataque cardiaco!". Pero sé que ella no tiene factores de riesgo, en absoluto. ¿Es una deducción correcta? Probablemente no.

En la medicina, nunca decimos estar 100% seguros. Aunque todas las veces que mi esposa se quejó de dolor torácico, siempre he estado en lo correcto. Por supuesto, no ignoré sus quejas, pero no fue alarmante debido a que ella no tiene ningún factor de riesgo. La probabilidad de sufrir un ataque cardíaco es baja. Hay algunas condiciones raras en las que los ataques cardíacos pueden ocurrir en ausencia de factores de riesgo, sin embargo, estos son extremadamente infrecuentes.

Comencemos por lo tanto con un preciso análisis de sus factores de riesgo para un ataque cardíaco. Por favor, hágalo ahora mismo y establezca su riesgo individual. Evalúe sus factores de riesgo.

Si usted tiene factores de riesgo de enfermedad arterial coronaria, principalmente fumar, diabetes, hipertensión y altos niveles de lípidos, la presencia de dolor en el pecho debe hacer que busque ayuda inmediata y llame al 911. Por supuesto, usted puede estar equivocado, y no tener un ataque al corazón. Cuente con eso como una bendición. Pero, esto no es una situación en la que usted quiera estar equivocado.

Ampliemos aún más este conocimiento y hagamos algunas deducciones importantes, cuantos más factores de riesgo tienes, mayor es la probabilidad de que el dolor torácico sea debido a un ataque cardíaco. Esto debe alertar inmediatamente, y puede ser el momento de tomar aspirina y llamar al 911.

Ahora, examinemos una situación diferente. El dolor torácico, sin factores de riesgo, te da tiempo para pensar y reflexionar, si los factores no cardiacos pueden estar jugando un papel importante en la causa del dolor. Más allá de todo lo que les he informado, nunca se equivocará llamando al 911. Siempre y cuando tenga la duda, llámalos.

3. Conocer el nombre y la dirección del hospital más cercano que realiza angioplastia para ataque cardíaco

Este punto es novedoso y su búsqueda puede hacer que algunas personas se molesten. Esto no es algo que los pacientes buscan usualmente; sin embargo, hasta ahora es un punto de suma importancia en cuanto a ataques cardíacos. Creo firmemente que esta información debe ser ofrecida de forma voluntaria por los hospitales, y que debe estar disponible para el dominio público. Es su derecho, como contribuyente en el pago de los impuestos, conocer y evaluar la capacidad de su hospital local para tratar los ataques cardíacos. Considere esto como su derecho fundamental.

Un ataque cardíaco mortal es diferente de una situación electiva, en la que usted puede buscar consejos por parte de sus amigos, parientes, su médico o medios de comunicación social. Durante el ataque cardíaco, que es una emergencia catastrófica, sus opciones son severamente limitadas.

Estoy convencido de que a medida que aumente la conciencia pública de este tema, mejorará el rendimiento de los hospitales que realizan la angioplastia primaria. Además, también lo hará el proceso o la forma en la que un paciente con un ataque cardíaco llega al hospital. Por lo tanto, el tiempo para que usted busque esta información, es ahora.

Hace unos años, pude dar una conferencia sobre este tema en Dubái. Enfaticé la urgencia de tratar un ataque cardíaco compartiendo una observación conmovedora. Comenté que el infarto requiere tratamiento local inmediato, y que los árabes de buena posición económica, que buscan la clínica Mayo y la clínica de Cleveland para el tratamiento electivo, necesitan una instalación especializada para tratar su ataque cardíaco. Ir a la clínica de Cleveland cuando se tiene un infarto, no es una opción, incluso para los más ricos.

La situación para usted, mi lector, es la misma. Usted como ciudadano que paga impuestos, necesita exigir un excelente tratamiento 24/7, para el ataque cardíaco en su comunidad. Comience este proceso sabiendo qué hospitales brindan este servicio.

4. Trate de averiguar si sus servicios de ambulancia transmiten el electrocardiograma (ECG)

Este punto es aún más polémico. Sin embargo, este conocimiento es tan importante, al igual que el que hemos hablado anteriormente. Una vez más, usted tiene derecho a exigir servicios superiores. Usted pagó por estos, así que usted también puede exigir la excelencia. Como le he ilustrado a través de numerosos estudios de casos en este libro, la gestión prehospitalaria de un ataque cardíaco puede salvar vidas. Cada minuto es preciado. Todo el proceso de infarto al miocardio puede mejorarse significativamente haciendo el diagnóstico más preciso, y si es posible, evitando pasar por la sala de emergencias. Sin embargo, esto sólo puede ocurrir después de que haya una mayor precisión en el diagnóstico del ECG, el cual ha sido realizado por los paramédicos. Para aumentar la precisión del diagnóstico, hay dos vías. La primera es entrenar exhaustivamente a nuestros paramédicos. La segunda opción es incorporar la capacidad de transmisión de ECG a nuestras ambulancias.

¿Su distrito fiscal comenzará a invertir en tecnología de transmisión en sus ambulancias? Como están las cosas actualmente, es probable que no. Pero si la demanda pública de este servicio aumenta, entonces se producirá este cambio necesario. Estoy convencido de que esto se le debe exigir a nuestro servicio de emergencia local.

5. Mantenga a mano una copia laminada de su electrocardiograma (ECG)

El conocimiento sobre la importancia de tener registro de su ECG puede ser extremadamente útil. Muchas condiciones clínicas imitan un ataque cardíaco en dicho estudio. Una comparación con un ECG anterior puede facilitar el diagnóstico correcto. Si ha tenido un ECG previo, es buena idea mantener a mano una copia laminada, o incluso mejor, una versión digital que esté disponible fácilmente. Si usted, lamentablemente tiene dolor en el pecho, tener un ECG previo que se pueda comparar con el actual, puede ser de gran beneficio. También puede ser una buena idea, en particular, si usted tiene factores de riesgo de enfermedad arterial coronaria, que tenga un ECG y guarde una copia del mismo. Esto es relativamente fácil de obtener ya que es económico y estará disponible al momento de su solicitud.

6. Planifique un escenario de notificación al 911 si está inconsciente

Como lo he mencionado anteriormente, los ataques cardíacos pueden causar inconsciencia. Esta situación es similar a tener tu testamento en vida. Discutir las opciones de tratamiento en un ataque cardíaco debe convertirse en un tema de suma importancia entre los niños y los nietos, especialmente cuando estos están cuidando a sus parientes ancianos. Varios dispositivos de alerta médica pueden ser útiles y la búsqueda de estos es un esfuerzo que vale la pena.

7. Discutir con su cónyuge/ser querido todo lo anterior

Esta es una extensión del punto número 6 y se explica por sí misma.

8. Evalúe rápidamente si está teniendo un ataque cardíaco

En base a todo lo que he intentado enseñarle, ahora usted debe ser capaz de determinar con un alto grado de precisión si usted está sufriendo un ataque al corazón. La negación es un ejercicio peligroso cuando nos enfrentamos con dolor torácico. Muchos pacientes mueren al caer en esta vía. ¿Recuerdas cómo Víctor casi se convenció a sí mismo y a su esposa Grace para que procediera a ver el juego de béisbol en Cincinnati? Esto ocurre de forma muy frecuente. El dolor torácico interrumpe nuestras actividades planeadas.

Muchos de nosotros somos más arriesgados y este ha sido un arte practicado en nuestras vidas. Este grupo en particular es especialmente vulnerable a la negación.

Es bastante normal y comprensible cómo el pensamiento lleno de ilusiones supera completamente el intelecto. El conocimiento que he tratado de impartir sobre las amenazas y el peligro que genera para su vida un ataque cardíaco deben abrumar su negación.

El papel que tiene un compañero de vida inteligente en estas situaciones críticas es extremadamente importante. Recuerdan a Briana y Grace, y como inmediatamente eliminaron la opción de ignorar lo que estaba sucediendo, y buscaron atención inmediata para sus seres queridos.
Usted nunca saldrá perdiendo por pasar un par de horas en una sala de emergencias si se equivoca. Más importante aún, si resiste a la tentación de negar sus síntomas, y su dolor torácico es de hecho un ataque al corazón, entonces me agradecerá para siempre por aumentar tu conciencia sobre esta importantísima observación. Debo añadir también el término de urgencia, usted debe tomar una decisión muy rápida y llamar a 911.

Por supuesto, este evento traumático arruinará tu día y será enormemente perturbador. Pero puede salvarte la vida y permitirte vivir sano sin daño cardíaco. Esto es, en cierto sentido, "prepararse para un ataque cardíaco... y sobrevivir". Lo prepara para entender que usted no se puede negar a la posibilidad de sufrir un infarto. Debe pensar de forma positiva y actuar, así de esta manera, sobrevivirá al ataque cardíaco.

9. Exprese claramente al operador del 911, "Creo que estoy teniendo un infarto"

Como resultado de lo aprendido y de su rápida inferencia de que puede estar teniendo un ataque cardíaco, exprésdelo a los operadores del 911. El mecanismo de respuesta para los ataques cardíacos puede ser diferente en varias comunidades. A menudo, las ambulancias especializadas son enviadas para ataques cardíacos e incluso los paramédicos pueden estar mejor equipados y entrenados.

10. Asegúrese de que la ambulancia lo lleve a este hospital, y no al más cercano

Como he discutido en varias partes de este libro, un paciente con ataque cardíaco recibe una intervención para infarto al miocardio en los hospitales que brindan este servicio. Al terminar en una instalación que no realiza intervención coronaria percutánea, usted está ya sufriendo enormes retrasos que pueden ser perjudiciales para su cuidado. Además, los hospitales más pequeños pueden iniciar el tratamiento con agentes trombolíticos o destructores de coágulos lo que complica la situación y puede reducir su éxito general. Aunque en la actualidad, es parte de la normativa llevar al paciente al hospital más cercano que realice cateterismo; usted no debe tomarlo por sentado. Este conocimiento le garantizará un acceso a las instalaciones apropiadas en caso de presentar un ataque cardíaco.

Para ayudar a prepararte en caso de que presente un ataque cardíaco, y sobrevivir a él, la lista de verificación descrita anteriormente está disponible para que usted pueda tenerla y colocarla en un lugar práctico.

CAPÍTULO 9. EL CUIDADO DE SUS SERES QUERIDOS MAYORES

Para ayudar a mi lector a comprender algunos de los problemas relacionados con las personas mayores, he recopilado en el siguiente capítulo a tres pacientes que trate este año. Es posible que pueda identificar a alguno de sus seres queridos en cualquiera de estas historias. Le insto a que lea detenidamente este capítulo, ya que lo ayudará a estar preparado al momento de enfrentar los desafíos que ocurren, cuando un familiar en la etapa de adulto mayor sufra un ataque al corazón.

Muchos de estos problemas van más allá de solo atender al anciano que presenta un infarto. Quizás, algunos de estos problemas sean los más grandes que haya podido enfrentar. Por ejemplo, no proceder con la angioplastia y aceptar el destino, o tal vez, tomar decisiones en circunstancias apresuradas, donde usted puede estar lejos y asustado. Por supuesto, estos desafíos implican problemas relacionados con la hospitalización, pagos y atención de seguimiento después de un ataque cardíaco.

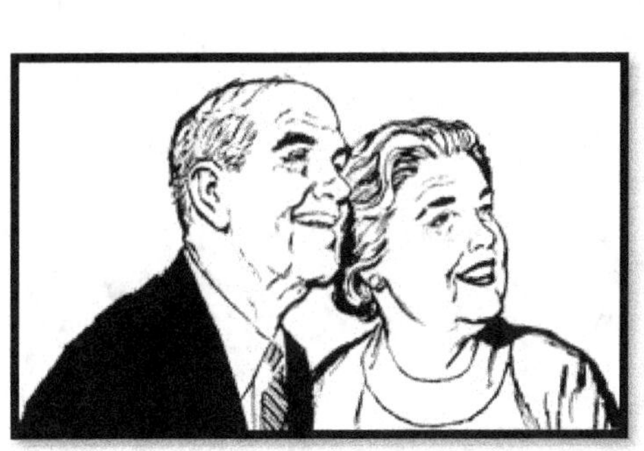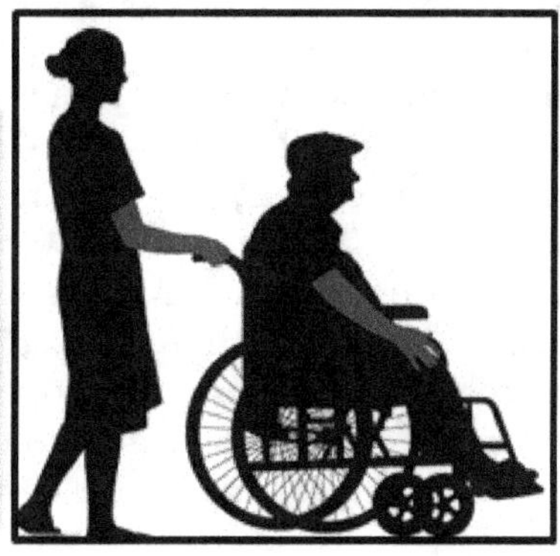

Escribir este capítulo en particular, ha sido una de las tareas más difíciles que me ha tocado. Abordar estos problemas ha requerido sabiduría y madurez, sin tener nada que ver con mis habilidades en cardiología intervencionista. Casi todas estas observaciones, se realizaron después de atender a cientos de pacientes ancianos que sufrían ataques cardíacos. En algunos casos, la angioplastia primaria se realizó a pacientes en estado crítico, sin ningún familiar disponible. En la mayoría de las situaciones relacionadas con la atención médica de ancianos, los médicos tienen tiempo suficiente para contactar a la familia. A menudo, hay instrucciones escritas claras, como "no resucitar", que facilitan el manejo. Sin embargo, la situación con un ataque al corazón es totalmente diferente, en donde cada minuto cuenta. Con frecuencia la salud del paciente puede restablecerse en 30 minutos, o incluso menos. Para un cardiólogo intervencionista, esta es una situación muy difícil de manejar.

Por otro lado, para un paciente de edad avanzada con una vida útil claramente limitada, la muerte por un ataque cardíaco no es una mala opción. Escribo la oración anterior con extrema sensibilidad y con el mayor respeto por su ser querido. Trataré este difícil tema con más detalle después de presentar los siguientes casos.

Joyce Grant, se presentó en mi consultorio el día de su cumpleaños número 89. Joyce vive sola desde hace 11 años luego de la muerte de Henry, su esposo. Es regularmente atendida por su hija Elizabeth, quien la ayuda a tener una mejor calidad de vida. Joyce todavía podía conducir, y disfrutaba hacerlo a pesar de las preocupaciones de su hija. Ambas tenían un acuerdo, en donde Joyce tenía permitido conducir, siempre y cuando fuesen distancias cortas, acompañada de su ayudante, Patricia. Joyce había sido una pionera en la industria inmobiliaria. Ella fundó una empresa de administración de bienes raíces hace 60 años, actualmente administrada por Elizabeth. Joyce tenía historia de diabetes, hipertensión y parkinsonismo, desde hace 5 años. No había tenido ningún problema con su micción o evacuaciones, mantenía un excelente apetito y disfrutaba ver la televisión. Ella había sido una excelente golfista, una pintora experta y una ávida excursionista. Joyce tuvo una hija, tres nietos y dos bisnietos. Aunque la mayoría de sus afecciones médicas estaban bien controladas, tenía una lista sorprendentemente larga de 13 medicamentos, que, para su administración, requería un asistente de tiempo completo.

Joyce había decidido manejar su Honda Accord hacia la oficina del Dr. Jason Smith, su Internista, ubicado a una milla de distancia de su casa en Coconut Grove. Patricia ayudó a Joyce a subir al auto y colocó la andadera en la maletera. Lentamente y con cuidado, Joyce se fue a ver al Dr. Smith. Cruzó la avenida Tigertail y se detuvo en el semáforo para girar a la izquierda en la US-1. La luz cambió, pero Joyce se había detenido. Patricia exclamó: "Avanza Joyce, la Luz está verde". Pero Joyce no respondió.

Patricia se dio cuenta que Joyce se había desmayado. El conductor del automóvil en el carril adyacente había reconocido esta emergencia, llamando al 911. El Servicio de emergencias acudió rápidamente, Joyce estaba teniendo un ataque al corazón. La transportaron al Centro Médico Bayside, donde se descubrió que Joyce tenía insuficiencia cardíaca. Requería ser intubada. Patricia estaba en pánico, ya que no podía comunicarse con Elizabeth por teléfono.

El médico de urgencias, el Dr. Gupta, se vio obligado a tomar una decisión crítica. Tanto él, como yo habíamos analizado la situación. Reconocimos los desafíos inmediatos a los que nos enfrentaríamos. Tratar a Joyce, de 89 años, que estaba sufriendo un ataque cardíaco, sin tener la disponibilidad del consentimiento de la familia. Patricia no tenía otro número de teléfono; trato comunicarse con Joseph, el nieto, "un famoso arquitecto en Miami", pero no sabía su nombre completo y había dejado su agenda en la casa. Ella trataba de llamar a su propia hija para recuperar el número de teléfono de Joseph, cuando el Dr. Gupta y yo nos acercamos. Era obvio que no había familia disponible, teníamos que tomar una decisión urgente y vital, tomando en consideración la condición general de Joyce. Por supuesto, los dos estábamos conscientes de las implicaciones legales de esta situación. Claramente, era posible que Joyce no sobreviviera. Por otro lado, la angioplastia podría solucionar completamente el ataque cardíaco, dando como resultado una salvación milagrosa.

¿Pero habría sido ésta la decisión correcta para el paciente?, ¿sería está también la decisión de la familia? Estábamos perdiendo preciosos minutos. Como comenté anteriormente, el experto Dr. Gupta, cuidó muy bien a Joyce. Pidió a las enfermeras que colocaran un catéter de Foley para vaciar la vejiga y para tratar la insuficiencia cardíaca. También, evaluó rápidamente el estado de la máquina de respiración. Joyce había sido intubada, lo que complicaba nuestra decisión.

Describiré mis razones para las decisiones que tomé, pero primero permítame completar la historia clínica. El equipo de cateterismo y las enfermeras de urgencias transportaron a Joyce al laboratorio de cateterismo rápidamente. Realicé una angioplastia relativamente fácil. Este simple procedimiento abrió completamente la arteria coronaria descendente anterior que estaba causando el ataque cardíaco y la insuficiencia cardíaca. Joyce se encontraba extremadamente bien después del procedimiento. Con el cuidado que recibió de los médicos y enfermeras, Joyce pudo ambular gradualmente y salió del hospital en aproximadamente una semana. Elizabeth y Joseph finalmente habían sido contactados, me agradecieron profundamente después del procedimiento. Les presenté a Susanna Smith, la trabajadora social del hospital, quien se ofreció a guiarlos con las opciones de atención a largo plazo.

Aquí está el verdadero dilema para el lector: ¿cuál habría sido la reacción de Elizabeth y Joseph si Joyce hubiese fallecido durante el procedimiento?

David Cohen tenía 79 años y su esposa Norma, 76. Ambos vivían una vida cómoda, jubilados en Key Biscayne, Florida. Los Cohen tuvieron dos hijos, Samantha y Peter. Samantha trabajó para las Naciones Unidas y, durante los últimos tres años, estuvo en Angola. Peter tenía un negocio de fabricación de neumáticos con sede en Canton, Ohio. Ninguno de los hijos estaba cerca de sus padres. Habían tenido numerosas disputas personales y financieras, lo que dio lugar a una estructura familiar quebrada. David y Norma, tenían numerosas condiciones de salud. Ambos tenían un "patrón de puerta giratoria" dentro y fuera de las salas de emergencia. David por su enfisema pulmonar, resultado de haber fumado durante muchos años. Norma por complicaciones relacionadas con su diabetes, hipertensión, e incontinencia urinaria. Recientemente, ambos habían cambiado su seguro de Medicare a un HMO local, y así, poder pagar la gran cantidad de medicamentos que necesitaban para tratar sus condiciones.

David y Norma estaban cenando en el restaurante Hunan, en Key Biscayne. Una discusión había estallado. Primero, Norma se había puesto furiosa; luego, David se puso peor. Ambos estaban discutiendo sobre el presupuesto necesario para arreglar una fuga en el techo de su casa. Su compañía de seguros había rechazado el pago. David sintió que debía pedirle ayuda a Pedro, pero Norma no estaba de acuerdo. Lo que dio lugar a un fuerte desacuerdo. En esta etapa, David estaba temblando de ira, y Norma le estaba diciendo que se calmara o tendría un derrame cerebral. Pero lo que David tuvo fue, ¡Un ataque al corazón!

Afortunadamente para él, su presentación clínica fue clásica. Dolor severo en el pecho, tipo aplastante, con notable dificultad para respirar. Él sabía que estaba teniendo un ataque al corazón, al igual que Norma. En sus numerosas visitas al hospital, ya habían presenciado antes ataques al corazón. Además, el año anterior, su vecino, Jack, había muerto por un ataque al corazón.

Llamaron al 911, el servicio de emergencias respondió rápidamente. David fue transportado de manera rápida y segura al Centro Médico Bayside. La transferencia al laboratorio de cateterismo fue impecable, y comencé el procedimiento.

A partir de entonces, todo se complicó. David tenía una enfermedad arterial coronaria extremadamente grave. Aunque traté la arteria coronaria derecha, que estaba totalmente bloqueada y era la fuente del ataque cardíaco, este fue solo un tratamiento parcial. Además de esta arteria afectada, David presentó bloqueos cardiacos severos. En mi opinión, David requeriría una cirugía a corazón abierto para evitar estos numerosos bloqueos y darle la mejor oportunidad de supervivencia. Presentó también, una oclusión del 90% de la arteria coronaria izquierda, así como problemas en la circunfleja izquierda y en la descendente anterior izquierda. El músculo cardíaco estaba muy deteriorado. La exitosa angioplastia que realicé probablemente salvó la vida de David en ese momento, pero esto no fue una resolución completa de sus problemas cardíacos. Para mí estaba claro que, en un tiempo relativamente corto, David necesitaría una cirugía a corazón abierto para sobrevivir. Empeorando más las cosas, al segundo día después del tratamiento de su ataque cardíaco, David se complicó con insuficiencia cardíaca, por lo que requirió la inserción del tubo de respiración. El Dr. Ruiz, cirujano cardíaco, quería operar lo más pronto posible, y yo estuve de acuerdo. Por lo que ambos propusimos este escenario a Norma, ella se asustó, simplemente no podía decidir. Le sugerimos que hablara con la familia, pero se mostró extremadamente renuente. A ella le preocupaba principalmente, quién cuidaría de David después de su cirugía, ya que no tenían dinero para pagar por el cuidado a largo plazo. El Dr. Ruiz, tuvo una abrupta conversación con Peter, quien replicó: "El viejo se merecía esto. Fumó como una chimenea toda su vida. ¿Qué más esperaba?" Después de pronunciar esta volátil respuesta, Peter colgó el teléfono.

Lamentablemente esta desafortunada historia fue empeorando. Norma finalmente accedió a la cirugía, y David se sometió a una operación larga y complicada. Su insuficiencia cardíaca no sólo se agravó, sino que también sufrió de insuficiencia renal y sus pulmones finalmente se agotaron. Después de 6 semanas agonizando en el hospital, David falleció. Norma sigue desconcertada, y la familia se desgarró aún más.

Irma Rodríguez, de 97 años. Cuando la vi estaba frágil y pálida. La habían llevado al Hospital Gateway desde el hogar de ancianos de Miami Springs, ya que la asistente de enfermería la había encontrado menos receptiva ese día. Su examen fue especialmente difícil, pues había estado moribunda durante semanas. Aunque, su higiene general parecía aceptable, un examen más detenido reveló evidencias de una atención deficiente. Su pañal olía mal, sus uñas estaban cubiertas de maleza y tenía una úlcera severa en la cadera izquierda. Se inició la administración intravenosa de líquidos, lo cual mejoró dramáticamente su condición clínica, probablemente estaba deshidratada. Se le realizó un ECG de rutina, que mostró un ataque al corazón. Su hijo, José y su hija, Gladys, estaban junto a su cama. Luego, su nieto Max, también llegó. De toda la familia, Max fue el más afligido.

Mientras manejaba hacia el hospital, había reflexionado cuidadosamente sobre esta difícil situación. Si hubiese sido mi abuela, habría pensado en la angioplastia. Lo que ocurrió después, es una de las muchas razones por las que decidí escribir este libro. He pensado mucho sobre este caso. Hasta esta fecha, no estoy seguro de cuál era la decisión correcta, ni cuál debería ser.

Los hijos de Irma, José y Gladys, habían pedido hablar conmigo. Era lo más apropiado antes de tomar una decisión apresurada. Sorprendentemente y considerando las circunstancias, su primera pregunta fue notablemente lúcida. "Doctor, ¿no es ella demasiado mayor para realizar este procedimiento?" No estaba seguro de mi respuesta. Sin embargo, me detuve a explicar el escenario probable que resultaría de este ataque al corazón. Le expliqué a la familia que había una posibilidad de que, de no tratarse, este ataque al corazón podría resultar en la muerte de su madre. También, les informé que tengo experiencia en realizar angioplastia a pacientes muy ancianos, y que la mayoría tenía buenos resultados. Les dije que, aunque el procedimiento sería difícil debido a la fragilidad de Irma, no era imposible. José y Gladys escucharon pacientemente, pero no pudieron tomar una decisión. No era una situación fácil. Gladys además preguntó: "Doctor, tenemos que tomar esta decisión rápido, ¿no es así?" Asentí con la cabeza, pero dije que esta situación era diferente, que debían discutir con calma y que yo esperaría a que ellos decidieran.

Cuando me levanté lentamente para salir de la habitación, Gladys volvió a preguntar, esta vez de manera más directa: "Doctor, ¿haría este procedimiento si esta fuera su madre?" En lo profundo de mi corazón, sabía que esta pregunta llegaría. Hasta el día de hoy sigo buscando la respuesta correcta. Probablemente no haya alguna, pero lo que esta notable familia decidió fue tan bueno como cualquier respuesta a esta difícil pregunta.

A pesar de que la sala de emergencia estaba llena, Irma estaba en un cubículo tranquilo. Me senté a pocos metros de distancia, en el mostrador de enfermería, desde donde fui testigo de cómo se desarrollaban estos eventos. La familia volvió con Irma después de hablar conmigo, y le explicaron sobre el ataque al corazón. Tanto Gladys como José, estaban llorando. Max estaba inconsolable. Simplemente no podía emitir palabras de su boca, y seguía abrazando a su abuela. Me quedé fascinado por la tranquila disposición de esta familia. Irma estaba hablando ahora. Claramente ella estaba luchando. La escena era abrumadora.

Poco después, los tres salieron a hablar conmigo. Estaban extraordinariamente serenos. Gladys, que había sido elegida como portavoz, me informó que la familia no quería el procedimiento de angioplastia y que aceptarían cualquier resultado del ataque al corazón. Después de Gladys completar esta declaración, me miró inquisitivamente. Puse mi mano suavemente sobre su hombro y le comenté: "Creo que es la decisión correcta". A las 8:30 de la mañana siguiente, Irma falleció. La familia nunca dejó su cama, tanto en la sala de emergencias, como en la sala de pacientes. Más tarde, supe que la decisión de no realizar la angioplastia había sido tomada por Irma. Ella le había dicho a la familia que estaba lista para irse. Les dijo alegremente que había vivido una vida larga y buena, y que nunca había esperado vivir 20 años más que su marido.

¿Puedes verte en alguna de estas tres situaciones?, ¿crees que puedas enfrentarte a alguna de ellas? Antes de profundizar, permítame señalar rápidamente una característica muy inusual en estas personas. Las presentaciones de estos tres adultos mayores fueron atípicas para un paciente anciano que está teniendo un ataque al corazón. Algunos no tendrán ningún síntoma. El dolor en el pecho profundo y aplastante estará ausente, al igual que otras manifestaciones clásicas. Comúnmente, los ancianos pueden simplemente, no sentirse bien. A menudo se les encuentra letárgicos, u ofrecen quejas vagas. Para el médico, esto amerita tener una gran sospecha clínica al reconocer estos síntomas en un anciano, ya que pueden ser debido a un ataque al corazón.

La ética médica mantiene el principio inmutable de respetar la autonomía del paciente. No obstante, cuando la decisión del paciente no está disponible, la familia enfrentará las circunstancias más difíciles. Existe una extrema urgencia para tomar decisiones críticas de vida o muerte, en relación con un ataque cardíaco. A veces, con consecuencias emocionales y psicológicas de por vida. El estrés extremo que acompaña a la noticia de que un ser querido acaba de sufrir un ataque al corazón, puede nublar algunas iniciativas. La mayoría de los pacientes luchan para tomar decisiones de vida o muerte sobre su salud, ya que son emocionalmente vulnerables a los efectos del dolor y el sufrimiento. A menudo se apoyarán en su pareja y/o familia para ayudarlos decidir qué es lo más conveniente.

Trata de recordar por un instante aquellos momentos en donde un ser querido tuvo que tomar una decisión sobre someterse a un determinado procedimiento. Ahora magnifique esto cien veces. Imagine el difícil escenario en donde ese ser querido está teniendo un ataque cardíaco. El cardiólogo, como puede verse en estos tres casos, también se encuentra en una posición similar. En ocasiones, se le pedirán consejos sobre estos asuntos. Por sí misma, esta puede ser una situación desafiante, y se agrava mucho más por nuestras circunstancias médico-legales. Aprovechemos los tres casos, y analicemos los desafíos peculiares de esta toma de decisiones.

En el caso de Joyce, ya que no había ninguna familia disponible, realicé la angioplastia, y el paciente tuvo un buen resultado. La familia estaba agradecida. Pero ¿qué pasaría si la pobre Joyce hubiese tenido una perforación de la arteria mientras realizaba su angioplastia? o ¿si necesitaba una cirugía de corazón abierto de emergencia? Peor aún, ¿y si ella muriera?, ¿cómo se desarrollaría la situación con su familia? Obviamente, Elizabeth y Joseph estarían extremadamente molestos.

Por lo tanto, la toma de decisiones urgente, presenta desafíos tanto para la familia como para el médico. La muerte de un ser querido es un evento catastrófico. Es más grave cuando se produce sin previo aviso. En estas situaciones, la familia se enfrenta a un dolor insoportable. El cual puede traducirse en ira y culpa. Ambas son emociones reconocidas en respuesta a la muerte de un ser querido. Existe enorme ira y frustración con el sistema y con los proveedores. Puede haber un inmenso remordimiento por no haber estado involucrado en la toma de decisiones y no haber estado disponible cuando se desarrollaron estos trágicos eventos. Esto último, es permanente y devastador.

Para un médico, que intenta brindar su atención con el fin de salvar vidas, esta puede ser una situación terrible. Durante mi carrera tratando infartos al miocardio con elevación del segmento ST, fui arrastrado sin advertencia a tomar decisiones críticas y urgentes para pacientes ancianos, cuando sus seres queridos no estaban disponibles de inmediato. Esto sucedió con Joyce. Imagine realizar un procedimiento complejo y difícil sin el consentimiento del paciente y el conocimiento de la familia. A veces, estas son decisiones que se toman a última hora de la noche, con personal agotado y recursos limitados, por no mencionar la fatiga personal. Varias de estas circunstancias coincidieron con Joyce. Afortunadamente, su resultado fue excelente, pero esto no debería opacar las adversas posibilidades, que pudieron haberse desarrollado. A veces, los médicos se enfrentan a tales desafíos, y se nos enseña, como parte de nuestro entrenamiento de ética médica, cómo enfrentarlos. Existen vías de ética médica y comités hospitalarios que pueden ayudar en situaciones tan difíciles.

La situación con David y Norma era extremadamente complicada. David estaba incapacitado con el ataque al corazón, y Norma simplemente estaba aturdida y confundida. La familia era disfuncional, y se tomaron una serie de decisiones difíciles. Afortunadamente, en este caso se realizaron en consulta con numerosos médicos y con cierto lujo de tiempo. Ambos hijos abandonaron el cuidado de sus padres cuando más lo necesitaban. Por supuesto, esto es extremadamente desafortunado, pero no es raro. He confrontado a miembros de familia, que discuten abierta y enérgicamente si la angioplastia debe realizarse para su ser querido mayor. Algunos desean fuertemente la angioplastia; otros, no la aprueban. El consenso puede ser difícil y la urgencia de la situación agrava este escenario. Por supuesto, un médico compasivo facilitará enormemente tales elecciones, pero incluso, estos grandes esfuerzos, pueden verse frustrados por una multitud de interacciones y barreras muy complejas, que pueden ser insuperables en situaciones de emergencia.

La historia del último caso, el de Irma y su familia, es muy profunda. Sin embargo, su aceptación requiere inmensa madurez. Esta notable familia, entendió el verdadero significado de la vida y el propósito de la muerte. Cuántos médicos desearían poder confrontar este tipo de familia en su toma de decisiones. Como he admitido anteriormente, sigo teniendo problemas con mi decisión si Irma fuera mi abuela. Como cardiólogo sé que podía tratar su ataque al corazón, pero como nieto, no quisiera verla sufrir. El ataque al corazón es un final a la vida bastante rápido y relativamente libre de dolor. Esta declaración es terrible, pero es una confesión veraz y dolorosa que hago. Irma tenía 97 años; había vivido una buena vida. La familia tomó una decisión en conjunto, y el ataque cardíaco resultó en un fallecimiento sin complicaciones. Por supuesto, esto plantea muchas preguntas difíciles y sin respuesta. Mientras escribo este libro, tiendo a inclinarme hacia esta decisión para mi ser querido.

Una respuesta más clara es que si este fuera yo como paciente, ¿preferiría fallecer de un ataque al corazón a los 97? ¡Lo tomaría sin pensarlo!

Cómo definir a los "ancianos" sigue siendo difícil. Entendemos que la edad cronológica es una simplificación excesiva. El nivel funcional del paciente es una respuesta más adecuada. Los pacientes de 90 años pueden estar sanos y vivir de manera independiente. En esta etapa de "edad avanzada", son autónomos, siguen conduciendo, llevan una vida extraordinaria y vigorosa. ¿Quiénes somos nosotros para llamar "anciano" a alguien? Realmente no hay corte de edad. Sin embargo, esta situación se complica cuando los pacientes ancianos pierden a su cónyuge. Todos hemos visto a nuestros seres queridos envejecer dramáticamente, después de perder a su pareja. Con el fin de tomar decisiones respecto a los ataques cardíacos, le dejo al lector crear su propia definición: ¿es su ser querido "anciano"?

Ahora le proporcionaremos algunos principios en la gestión del cuidado y toma de decisiones de su padre, abuelo o ser querido anciano.

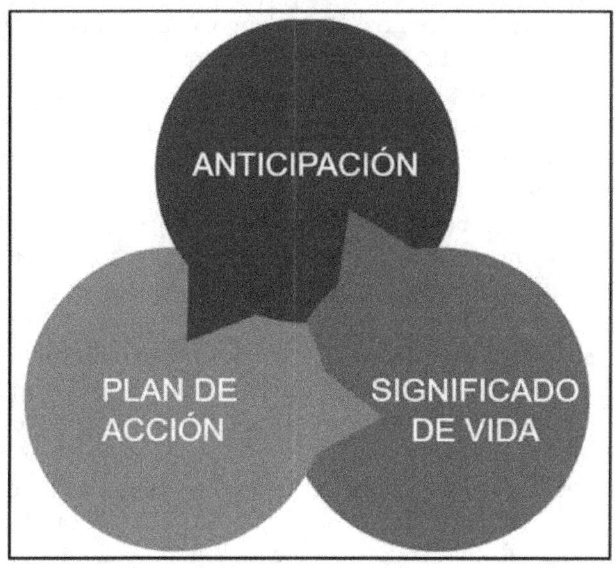

1. Anticipe estas situaciones. Específicamente, concentrarse en personas queridas mayores ¿Viven solos? ¿A quién deben contactar? ¿Cómo puedes ser contactado? ¿Quién más puede ser incluido en la toma de decisiones? Obtener un testamento en vida, claro, si es posible.

2. Para cada ser querido mayor, asigne un plan de acción en conjunto con el resto de la familia sobre cuál es la decisión correcta si tuviera un ataque al corazón. Consulte con su médico con anticipación sobre estas decisiones.

3. Establecer claramente si su vida tendrá una existencia significativa después de la angioplastia.

CAPÍTULO 10. ¿PUEDO PREVENIR UN ATAQUE AL CORAZÓN?

Dejar de fumar es lo más fácil del mundo. Lo sé porque lo he hecho miles de veces.
Mark Twain

Aquí viene el verdadero valor del tiempo dedicado a leer este libro.

Después de todo, ¿de qué sirve ganar tanto conocimiento sobre los ataques cardíacos si no podemos prevenirlos? No voy a hacer ninguna afirmación acerca de ser un absoluto experto en esta área. Primero, porque no lo hay, y segundo, porque este es un campo que está evolucionando, y actualmente está en proceso de investigación. Lamentablemente, no hay pastillas mágicas para prevenirlos. Sin embargo, puedo considerarme uno de los cardiólogos con mayor experiencia en ataques cardíacos, a través de observaciones y décadas de trabajo, he podido determinar interesantes patrones comunes entre los pacientes que han sufrido un ataque cardíaco.

Antes que nada, debo confesar que habrá algunas inclinaciones personales en estas recomendaciones, así como también, sugerencias que son científicamente comprobadas. Casi todos los pacientes que tienen un ataque cardíaco deben ingresar a un programa de rehabilitación cardíaca. Estrictamente definido, una rehabilitación cardíaca, es un programa supervisado médicamente que ayuda a mejorar la salud y bienestar de las personas que tienen o han tenido problemas cardíacos, incluido un ataque cardíaco. Los programas de rehabilitación incluyen entrenamiento con ejercicios, educación sobre la vida saludable para el corazón, asesoramiento para reducir el estrés y así ayudarlo a volver a una vida activa. Aunque el número de pacientes que buscan rehabilitación cardíaca va en aumento, menos de un tercio de los pacientes que sufrieron un ataque cardíaco ingresan a estos programas. Recomiendo firmemente, la inscripción en un programa de rehabilitación cardíaca.

La enfermedad de las arterias coronarias y los ataques cardíacos, son principalmente los resultados finales de factores de riesgo no controlados. A pesar de que esto no es nuevo, es importante entender que estos factores de riesgo no tienen el mismo peso en el contexto de nuestro estilo de vida actual.

Para resumir, los factores de riesgo tradicionales de los ataques cardíacos son: diabetes, presión arterial alta, tabaquismo y lípidos altos. Además de estos factores, el sexo masculino, el estrés, la historia familiar y quizás la contaminación, también contribuyen. Estos suman hasta ocho factores de riesgo en total. Abordemos cada uno individualmente y entendamos su importancia.

En lo que se refiere a evitar los factores de riesgo, un punto que es absolutamente obligatorio es dejar de fumar por completo. Punto. No hay término medio aquí. Tampoco hay atajos sobre este crítico asunto, simplemente no puede haber discusión. Si ha sufrido un ataque al corazón, debe dejar de fumar. Si desea prevenir un ataque cardíaco, mi recomendación es: dejar de fumar. La influencia de la nicotina en el corazón, ya sea cigarrillos, cigarros, cigarrillos electrónicos o tabaco de mascar, produce el mismo resultado final. Existe evidencia científica, indiscutible y abrumadora, que demuestra cuán destructivo es el efecto de la nicotina en las arterias coronarias, la placa coronaria, el revestimiento endotelial y el stent coronario. En definitiva, todos los aspectos que causan ataques al corazón son promovidos por la nicotina.

Fumar después del tratamiento de un ataque cardíaco, provoca acumulación de trombos en la malla de acero del stent coronario, por lo que elimina los beneficios de la aspirina y otros antitrombóticos. No debe haber absolutamente ninguna duda en la mente de un paciente que ha tenido un ataque cardíaco, debe dejar de fumar inmediatamente.

Un ataque al corazón, es un evento que cambia por completo la perspectiva de vivir. La gente recuerda esto durante el resto de su vida, y algunos lo recuerdan como "cuando casi muero". Esta aterradora experiencia, ofrece una oportunidad fantástica para matar un hábito que ha persistido, y es cuando empiezan a considerar la posibilidad de dejar de fumar. Es allí, cuando el médico debe aprovechar este temor, para ayudar al paciente. De esta manera, los pacientes responderán positivamente a las intervenciones sobre el abandono del hábito de fumar en este momento crítico, ya que acaban de sufrir un ataque cardíaco. Es necesario que la familia y el médico intervengan firmemente en este preciso momento. También, el proceso debe ser auxiliado por los sustitutos de nicotina (ej. chicle, parches, etc.).

Estoy convencido, que sobrevivientes de ataques cardíacos, se abstendrán de fumar. Es una situación en donde cambian las reglas del juego. Y para aquellos que todavía lo hacen, les tengo un consejo, deben dejar de fumar inmediatamente. Rechazo por completo cualquier negociación que el paciente ofrezca, como: "Lo abandonaré pronto" o "Solo necesito algo de tiempo para dejarlo" o, lo que es peor, "¿puedo hacerlo lentamente?" La respuesta es NO, no puede hacerlo despacio. No puedes dejar de fumar en los próximos meses. Esto es inaceptable, y es la recomendación absolutamente correcta para el paciente.

Tomando en cuenta la influencia del círculo familiar, voy a contarles una interesante anécdota. Fernando Vásquez, de 47 años, fumador de toda la vida, sobrevivió a un ataque cardíaco masivo. Su esposa, Linda, amenazó con solicitar el divorcio si Fernando seguía fumando. Quizás sea algo extremo. No obstante, la intención es correcta, y la conducta de la esposa está motivada por la sinceridad y el amor. El papel de los miembros de la familia inmediata, incluidos el cónyuge y los hijos, es primordial en el período inicial después del ataque al corazón. La familia debe ser firme. Ninguna complacencia es aceptable.

Casi siempre, después de terminar la angioplastia de un ataque cardíaco, cuando le doy la buena noticia a los seres queridos, aprovecho para enfatizar la importancia de la familia en el cese del tabaquismo. Luego de la angioplastia, es el momento más oportuno para conversar con la familia sobre el hábito de fumar.

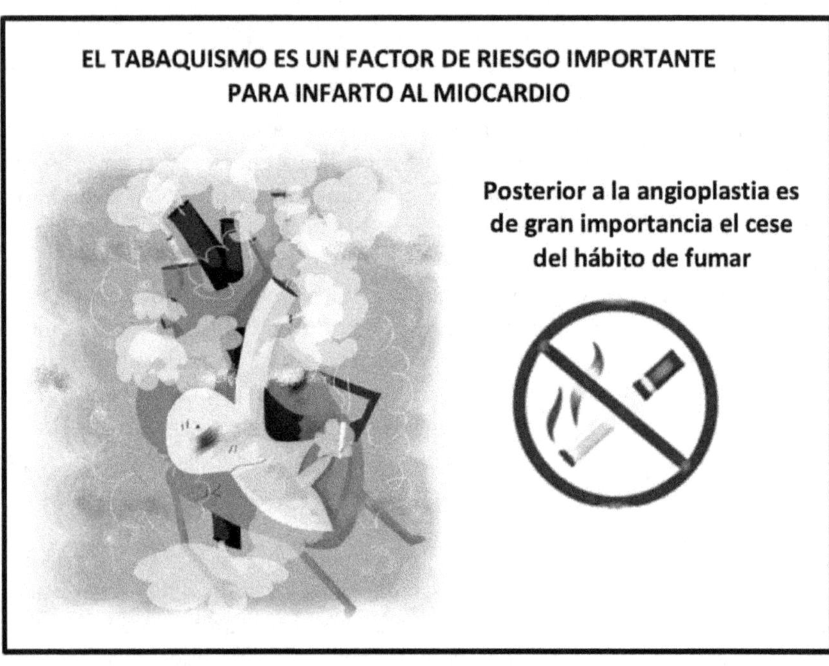

Para un paciente fumador que no ha tenido un ataque al corazón, este capítulo debe ser una advertencia. Se está arriesgando a sufrir un ataque cardíaco, si sigue fumando. Cualquier cosa que pueda hacer para dejar de fumar, es apropiada. En ninguna parte estoy sugiriendo que esto será fácil. La buena noticia, es que una vez que deja de fumar, los beneficios comienzan bastante rápido. Al año de haber dejado de fumar, casi ha eliminado el riesgo de una catástrofe.

Hablemos ahora, sobre el resto de los factores de riesgo. Diabetes, presión arterial alta y niveles de lípidos elevados. Una de las mejores intervenciones otorgada por el médico de atención primaria, es la educación para disminuirlos.

La diabetes, como hemos analizado en capítulos anteriores, es de dos tipos, uno que requiere insulina y otro que no. La variedad dependiente de la insulina es más peligrosa, y a menudo requerirá atención especializada por un endocrinólogo. El tipo de insulina, su dosis, modo de administración, etc. Es importante que los diabéticos entiendan, que los efectos negativos de esta enfermedad son producidos por los altos niveles de glucosa en la sangre. Por lo que, la mejor forma de evitar estos efectos dañinos, en especial en el corazón, es mantener los niveles de glucosa dentro del rango normal.

La hipertensión o presión arterial alta, ejerce fuerza sobre las principales arterias del cuerpo, incluida la aorta, el vaso sanguíneo más grande. También, impone presión en las cámaras de bombeo del corazón. Además de los ataques cardíacos, la hipertensión persistente, aumenta el riesgo de accidente cerebrovascular. La mayoría de los pacientes, requerirán terapia con medicamentos, a menudo con múltiples agentes. La mayoría de los internistas, pueden seleccionar el régimen más adecuado. Al igual que con los niveles de glucosa en la sangre, el objetivo de controlar la presión arterial es prevenir complicaciones.

Anteriormente en este libro, había mencionado el colesterol y triglicéridos. El colesterol, puede controlarse con las estatinas. También tienen el efecto sorprendente de prevenir la inflamación que conduce a la "ruptura de la placa", siendo este, el principal agente causal del ataque cardíaco.

El uso de estatinas se ha convertido en un pilar fundamental en el tratamiento de enfermedades del corazón. Aproximadamente unos 25 millones de estadounidenses toman estatinas, y unos 13 millones podrían beneficiarse de estos medicamentos. Sin embargo, no están exentos de problemas. Un 20% no tolera estos medicamentos, los cuales ocasionan dolores musculares en los brazos, y problemas en el hígado.

¿Por qué hago tanto énfasis en los factores de riesgo? Aproximadamente ¡100 millones de estadounidenses tienen lípidos elevados! ¡70 millones de estadounidenses tienen presión arterial alta! ¡Hay 25 millones de diabéticos y 40 millones de fumadores! Nos enfrentamos a una epidemia de factores de riesgo para enfermedad arterial coronaria.

Permítame ahora, proporcionar el denominador común para controlar todos estos factores de riesgo ¡Es tan simple como realizar ejercicio! Según mi experiencia, es el mejor antídoto para controlar estos factores y prevenir la enfermedad de las arterias coronarias. Incluso, tiene beneficios indirectos para los fumadores. Por su papel en la reducción simultánea de múltiples factores de riesgo, los beneficios del ejercicio son primordiales, por lo tanto, lo abordaré de manera integral.

Primero quiero hacer una aclaratoria, vivo la vida que predico. Prácticamente no hay día en mi vida, que no haga ejercicio. He mantenido casi la misma presión arterial, colesterol en sangre y peso en los últimos 25 años. Seguirá siendo mi sincero esfuerzo, mantener estos niveles durante las próximas décadas también. He tenido la bendición de no tener diabetes, hipertensión o trastornos de los lípidos, y nunca he fumado. Este es un detalle menor e insignificante para la mayoría, pero es importante para mí, ya que siempre he sostenido que debo ser un ejemplo para mis pacientes.

Es fundamental comprender la fisiología coronaria, y algunos atributos importantes de las arterias que irrigan el corazón. Siempre nos hemos centrado en las tres arterias coronarias principales. Estas tres arterias, se encuentran en la superficie del corazón. Además de estas tres arterias, hay cientos de ramas, y vasos más pequeños conocidos como capilares. En esencia, el corazón es un lecho vascular, provisto por innumerables cantidades de estos micro vasos. En un corazón bien perfundido, la presencia de numerosos de estos diminutos vasos complementa el flujo de los vasos epicárdicos principales. En un paciente con ataque cardíaco, estos vasos adicionales, se reclutan para suministrar sangre a las células musculares que están a punto de morir. Estos vasos reclutados, también llamados "colaterales coronarios", a menudo contribuyen a mantener la vida durante un ataque al corazón.

El papel del ejercicio, es desarrollar esta red de vasos sanguíneos. En un paciente que hace ejercicio regularmente, estos vasos van a ayudar a protegerlo durante un ataque al corazón. Es el reclutamiento de estos vasos adicionales, lo que contribuye al bienestar cardíaco.

El ejercicio puede ser isotónico e isométrico. El ejercicio isométrico, es un tipo de ejercicio de fortalecimiento en el que el ángulo de la articulación y la longitud del músculo, no cambian durante la contracción. Los ejercicios isotónicos, también conocidos como resistencia externa dinámica constante, incluyen ejercicios en los que los tendones musculares tiran de los huesos para provocar el movimiento de las articulaciones. El entrenamiento con pesas, el remo y la carrera, entran en la categoría isotónica. En el ejercicio físico, el ejercicio isotónico, generalmente se refiere a ejercicios que aíslan un grupo muscular en particular, para aumentar la fuerza o mejorar el rendimiento.

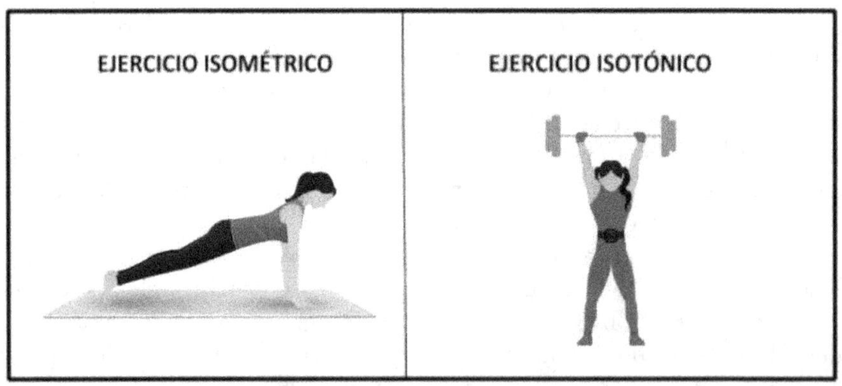

Dado que la mayor parte de la actividad humana y el rendimiento atlético, involucran movimiento, el ejercicio isotónico es la base de la mayoría de los protocolos de entrenamiento. Los ejemplos incluyen caminar, correr y deportes como el golf, tenis, natación, fútbol, béisbol y la mayoría de las calistenias. Los ejercicios isotónicos, tienden a elevar la frecuencia cardíaca más que la presión arterial. Estos ejercicios, conducen a un músculo más delgado y largo. El ejercicio isotónico, en ocasiones, se denomina "cardio", ya que es bueno para el condicionamiento cardíaco.

Espero haber convencido a mi audiencia sobre los beneficios del ejercicio. Hay algunos consejos prácticos. Las preguntas más frecuentes sobre el ejercicio, que me hacen los pacientes después de su ataque cardíaco son: ¿qué ejercicios deben hacer, con qué frecuencia y cuánto?

Antes de responder estas preguntas, hay un problema más importante: ¿cuándo debe comenzar el ejercicio después de un ataque al corazón? Por lo general, en la mayoría de los casos, dos semanas después de un ataque cardíaco, es cuando los pacientes pueden regresar al trabajo, e inscribirse en un programa de rehabilitación cardíaca. De la misma manera, generalmente, se recomienda comenzar el ejercicio gradualmente dos semanas después de un ataque cardíaco. Estamos tratando principalmente, con ejercicios isotónicos después de un ataque al corazón. Estos contribuirán a desarrollar un corazón mejor perfundido, y ofrecerán enormes beneficios para el control de la diabetes, la presión arterial, los lípidos, el estrés y el tabaquismo.

Como punto práctico, debe ser un ejercicio que sea sostenible y agradable. Los regímenes intensos, pronto se volverán aburridos y no duraderos. Una tendencia muy común, es que el sobreviviente de un ataque cardíaco se dirija entusiastamente a una rutina de ejercicios agotadora, que no podrá mantener.

La esencia del control del factor de riesgo después de un ataque cardíaco es la modificación del estilo de vida. Creo que la adopción de un camino intermedio (como se muestra en el budismo), puede ofrecer un enfoque equilibrado. Llevar un estilo de vida diferente, puede afectar la aparición de numerosos factores de riesgo que contribuyen a un ataque cardíaco. Este libro, no es un esfuerzo para discutir la filosofía o tener matices religiosos. Evidentemente, me mantendré alejado de estos elementos, excepto cuando siento que contribuyen directamente al bienestar emocional y psicológico de un paciente. Claramente, algunas de estas creencias culturales, religiosas y espirituales, se manifestarán en las vidas de los pacientes, frecuentemente, en más formas de las que admitimos directamente.

Muchas veces, décadas de vida poco saludable, contribuyen a los factores de riesgo no mitigados que causan un ataque al corazón. La gran mayoría de los pacientes son obesos y tienen estilos de vida sedentarios;

algunos de ellos son adictos a la televisión, y también son consumidores de dietas ricas en grasas saturadas. Este patrón ha sido continuo durante décadas, y requiere una evaluación sistemática.

Aunque los programas de rehabilitación cardíaca se recomiendan para la mayoría de los pacientes después de un ataque cardíaco, la modificación genuina del estilo de vida es una responsabilidad individual, más allá de la admisión en un programa. Esto comienza con la aceptación sensata y honesta de estos factores que afectan el estilo de vida. El desinterés, distorsiona enormemente una evaluación sensata, astuta y honesta. A menudo, se requiere una evaluación minuciosa para que los pacientes identifiquen con precisión, en qué momento su estilo de vida se convirtió en un conglomerado de factores de riesgo.

Por lo tanto, la pregunta sobre ¿qué ejercicio?, ¿cómo y cuándo? se responde con el único propósito de hacer ejercicio, como un gran modificador del estilo de vida.

Debemos elegir una forma de ejercicio que se ajuste a cada persona. Es ridículo esperar que un paciente de 68 años, que antes era sedentario, se convirtiera en un corredor después de su ataque al corazón. Esto tiene que ser un cambio gradual en el estilo de vida, que el paciente entienda y pueda sostener. Al hacerlo, se programa la duración y forma de ejercicio adecuados para cada paciente. Muchas personas obtendrán beneficios sostenibles solo con caminar regularmente, y de estos, los que cuentan con mayor ganancia, son los pacientes de edad avanzada.

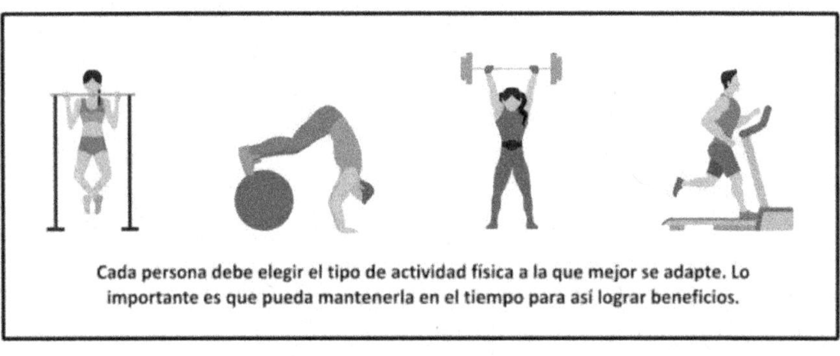

Cada persona debe elegir el tipo de actividad física a la que mejor se adapte. Lo importante es que pueda mantenerla en el tiempo para así lograr beneficios.

Una de las maneras fáciles y prácticas de documentar su desempeño, es mediante el monitoreo del ritmo cardíaco. Con el ejercicio gradual y regular, puede reducir su ritmo cardíaco, tanto en reposo, como durante el ejercicio. La fórmula para calcular la duración del ejercicio es la siguiente: la frecuencia cardíaca que debe alcanzar con el ejercicio se calcula como el 85% de la frecuencia cardiaca máxima, esta se calcula de la siguiente manera, 220 menos su edad. El objetivo es mantener por 20 minutos, un ejercicio que le permita aumentar su frecuencia cardiaca, a un 85% de su frecuencia cardiaca máxima, por al menos 3 veces a la semana.

Por ejemplo, supongamos que su edad es 60 años. De acuerdo con la fórmula mencionada, 220 - 60 = 160, esa es su frecuencia cardiaca máxima. Entonces, el 85% de esto, es 136 latidos por minuto. Por lo tanto, por definición fisiológica, usted debe mantener una frecuencia cardíaca de 136 latidos por minuto durante al menos 20 minutos, independientemente del modo de ejercicio.

Se necesita la misma disciplina, para hacer cambios en la dieta. Hace muchos años, solía ser un defensor de dietas estrictas. Por supuesto, sigo manteniendo que las transgresiones comunes a la dieta, como carnes rojas, leche entera, queso, yema de huevo y alimentos fritos, deben evitarse. Sin embargo, las estatinas muestran una mayor disminución en los niveles de lípidos, que la reducción individual de los alimentos comunes.

El último elemento que necesita un pensamiento profundo es la meditación. Antes de exponer los beneficios de la meditación, entendamos la ciencia del estrés.

Uno de los mayores beneficios del ejercicio, es la reducción en los niveles de estrés. El nivel de hormonas en la sangre, o catecolaminas, aumenta cuando estamos estresados. Estos niveles, se reducen con ejercicio y técnicas de relajación. Las catecolaminas, contribuyen en gran medida, a dañar el corazón y el cuerpo en general.

Examinemos ahora, las técnicas de relajación que pueden reducir el estrés y los niveles de catecolaminas. Estas técnicas, se han convertido en una moda, y el yoga, ahora es parte de la cultura estadounidense. Independientemente, la meditación tiene profundos méritos científicos. Durante la última década, sus efectos beneficiosos han sido estudiados sistemáticamente, en donde la mayoría se relaciona con la disminución de los niveles de catecolaminas.

En un nivel más profundo, el yoga, es una forma de meditación. Se han estudiado individualmente varias técnicas de meditación, como la meditación trascendental, que demuestra numerosos beneficios para el corazón. Recomiendo estas técnicas no solo para los pacientes después de haber sufrido un ataque al corazón, también la recomiendo a individuos sanos. Una dificultad práctica, es elegir un buen maestro que pueda enseñar estas técnicas de relajación. Te recomiendo encarecidamente, que encuentres a ese maestro.

RECONOCIMIENTOS

En los últimos 15 años, los siguientes investigadores han contribuido enormemente a mi trabajo:

Dr. Maria Isabel Acosta

Dr. Jose Aguilar

Dr. Daniela Bou Daher

Dr. Estefania Cecilio

Dr. Mariana Ceschim

Dr. Pedro Cruz

Dr. Alejandra Frauenfelder

Dr. Camila Funatsu

Dr. Rodrigo Jacobucci

Dr. Claudia Lopez

Dr. Maritza Luna

Dr. Maria Angelica Marin

Dr. Jorge Mazzini

Dr. Anibal Munguia

Dr. Francisco Nola

Dr. Carlos Peña

Dr. Genesis Perez Del Nogal

Dr. Gladys Pinto

Dr. Lorena Pisana

Dr. Lilly Prieto

Dr. Samantha Quintero

Dr. Rodrigo Safie

Dr. Mario Torres

Dr. Isabella Vallenilla

Dr. Daniel Vieira